Dinah Bradley · *Hyperventilation – wenn der Atem rast*

*Den Alltag bewußt meistern!*

Elly Hoekstra / Doke van der Neer
**Ismakogie**
Anmut, Schönheit, Vitalität, Entspannung – die spielerische Bewegungslehre für den Alltag. Neu! ISBN 3-03 50-0029-8

Jones / Hayward / Lam
**Aus den Fugen**
Zwischen den Extremen – leben mit Bipolarität und manischer Depression
Neu! ISBN 3-03 50-0026-3

Dr. med. Christa Keding
**Gesund durch analytische Kinesiologie**
Der Muskeltest – die Brücke zu ganzheitlicher Heilung
5. Auflage, ISBN 3-03 50-5019-8
**Gesund durch psychologische Kinesiologie**
Die Kraft der Psyche als Tür zur Heilung
5. Auflage, ISBN 3-03 50-5022-8

Luban-Plozza / Amann-Jennson
**Schlaf dich gesund!**
Neue Wege der Entspannung und Streßbewältigung
10. Auflage, ISBN 3-03 50-3009-X

Frank Parkinson
**Traumatische Störungen überwinden und heilen**
Gefühle ausleben – Ängste bewältigen: Ratgeber zur Selbsthilfe
Neu! ISBN 3-03 50-0024-7

Shirley Trickett
**Endlich wieder angstfrei leben**
Selbsthilferatgeber gegen Angst, Depressionen und Panikattacken
6. Auflage, ISBN 3-03 50-0020-4

Anders Weber
**Autogenes Training – eine Lebenshilfe**
Seine Geheimnisse verstehen und im täglichen Leben entspannt anwenden
2. Auflage, ISBN 3-03 50-0003-4

**Vielseitig befreiend – Ratgeber von Oesch/Jopp**
Aktuelle Programminformationen unter:
www.oeschverlag.ch und www.joppverlag.ch

Dinah Bradley

# *Hyperventilation – wenn der Atem rast*

Ein Ratgeber zur Selbsthilfe

Aus dem Englischen von Katrin Odenberg

Oesch Verlag

Die Originalausgabe erschien 1998 unter dem Titel
»Hyperventilation Syndrome« bei Tandem Press Ltd.,
Auckland, Neuseeland
Copyright © 1998, 2002 by Dinah Bradley

Alle Rechte vorbehalten
Nachdruck in jeder Form sowie die Wiedergabe
durch Fernsehen, Rundfunk, Film, Bild- und Tonträger,
die Speicherung und Verbreitung in elektronischen
Medien oder Benutzung für Vorträge, auch auszugsweise,
nur mit Genehmigung des Verlags

Die Ratschläge in diesem Buch sind von Autorin und Verlag sorgfältig
erwogen und geprüft; dennoch kann eine Garantie nicht übernommen
werden. Eine Haftung der Autorin bzw. des Verlags und seiner Beauftragten
für Personen-, Sach- und Vermögensschäden ist ausgeschlossen.

Copyright © 2004 der deutschsprachigen Ausgabe by Oesch Verlag AG, Zürich
Umschlagbild: © by B.S.I.P.-INCOLOR, Zürich
Illustrationen von Sally Hollis-McLeod
Druck und Bindung: GGP Media, Pößneck
ISBN 3-0350-3012-X

Gern senden wir Ihnen unser Verlagsverzeichnis:
Oesch Verlag, Jungholzstraße 28, 8050 Zürich
E-Mail: info@oeschverlag.ch
Telefax 0041/1 305 70 66 (CH: 01/305 70 66)

Unser Buchprogramm finden Sie im Internet unter:
**www.oeschverlag.ch**

# Inhalt

Vorwort . . . . . . . . . . . . . . . . . . . . . . . . . . . 7
Einleitung . . . . . . . . . . . . . . . . . . . . . . . . . 13

**Teil 1: Alles über das Hyperventilationssyndrom**
  1. Was ist Hyperventilation? . . . . . . . . . . . . . . . 17
  2. Wer neigt zu Störungen der Atemfrequenz? . . . . . . . 29
  3. Was ist eine »richtige« Atmung? . . . . . . . . . . . . 45
  4. Wodurch kommt es zu Hyperventilation? . . . . . . . . 61
  5. Was kann man gegen Hyperventilation tun? . . . . . . 67

**Teil 2: Besser atmen – der Weg**
  6. Bewußt atmen . . . . . . . . . . . . . . . . . . . . . 77
  7. Die eigene Person wertschätzen . . . . . . . . . . . . 89
  8. Sich entspannen . . . . . . . . . . . . . . . . . . . 97
  9. Sprechen . . . . . . . . . . . . . . . . . . . . . . . 111
  10. Engagiert und aktiv sein . . . . . . . . . . . . . . . 117
  11. Ruhen und schlafen . . . . . . . . . . . . . . . . . 127

**Anhang**
Übungstagebuch . . . . . . . . . . . . . . . . . . . . . 141
Schlußwort . . . . . . . . . . . . . . . . . . . . . . . . 151
Dank . . . . . . . . . . . . . . . . . . . . . . . . . . . . 153
Literaturangaben . . . . . . . . . . . . . . . . . . . . . 155

# Vorwort

Vor einigen Jahren lieh mir meine Schwester eine frühere Ausgabe dieses Buches. Ich legte es auf den Stapel »für spätere Lektüre« und dachte nicht weiter daran. Ein Jahr darauf – zwei Wochen vor meinem einundzwanzigsten Geburtstag – landete ich im Krankenhaus, infolge einer tückischen Kombination von Lungeninfektionen, Anämie, den unvermeidlichen Folgen des »Jahreszeitenwechsels« und meinem ständigen Asthma.

Als man bei mir zum erstenmal Asthma diagnostiziert hatte und mir den klebrig-süßen Hustensirup verabreichte, hieß es, das würde sich im Teenager-Alter auswachsen. Der Arzt sagte mir auch, ich sollte »durch die Nase atmen«. Ich versuchte es. Es war mühsam, und ich gab es auf. Das war die einzige praktische Anweisung gewesen, außer der, meine Medizin »regelmäßig einzunehmen«.

Bis zu diesem großen Anfall Jahre später hatte ich versucht, mein Asthma zu ignorieren, obwohl dies rückblickend gar nicht möglich war. Ich war wie gefesselt, fühlte mich machtlos und war voll Panik, wenn ich mein Spray einmal nicht dabei hatte. Eine zuverlässige Methode, mich unabhängig davon wieder zu beruhigen, kannte ich nicht. Der Übergang zu steroidhaltigen Vorbeugemitteln machte alles noch schlimmer, da ich nun immer und überall zwei Inhalatoren dabei haben mußte. Und deren Anwendung in der Öffentlichkeit kam mir wie das Eingeständnis meiner mangelhaften Fitneß und Gesundheit vor – obwohl ich doch immer regelmäßig Sport betrieben hatte.

Auch wenn der Aufenthalt im Krankenhaus schmerzhaft und schlimm gewesen ist, so war er doch auch ein Wendepunkt in meiner Einstellung zu Asthma. Interessanterweise löste nicht der Krankenhausaufenthalt selbst Panikgefühle aus. Man sorgte gut für mich – abgesehen von dem kettenrauchenden Arzt, der, ohne anzufragen, mit zehn Medizinstudenten hereinschneite, mich davon zu überzeugen versuchte, mein Fall sei psychosomatisch bedingt, und mir zu verstehen gab, daß Asthma bei Frauen mit Anfang Zwanzig schlimmer werde. Die Panik kam, als meine Entlassung bevorstand. Unser Haus war gerade renoviert worden, überall lag Baustaub, und das machte mir angst. Ich fürchtete mich vor dem Gedanken, an meiner Geburtstagsparty zu tanzen. Es grauste mir bei der Vorstellung, eine verräucherte Bar zu betreten, ganz zu schweigen bei dem Gedanken, in meinem Beruf als Radiosprecherin ohne Stocken einen vollständigen Satz vorzutragen. Kurz gesagt, im Krankenhaus oblag dem medizinischen Personal und den Sauerstoffmasken die Sorge um meine Lungen. Draußen war ich auf mich allein gestellt.

Nach einundzwanzig Jahren, in denen mir andere Menschen (nicht) gesagt hatten, was ich tun sollte, und ich die Sklavin meines Inhalators geworden war, hatte ich jetzt das starke Gefühl, daß es noch einen anderen Weg geben mußte, um mein Asthma in den Griff zu bekommen. Und da man mir keinen Rat gab, mußte ich mich eben durchfragen. In der Asthmaklinik, in die man mich eingewiesen hatte, erkundigte ich mich, ob es so etwas wie einen Atemspezialisten gebe. So lernte ich Dinah Bradley kennen.

# Vorwort

Als wir an meiner Atemtechnik arbeiteten, erinnerte ich mich an viele Dinge aus der Vergangenheit: an den Arzt, der mir geraten hatte, ich solle »durch die Nase« atmen; an den Schauspielunterricht, wo wir »tiefe Bauchatmung« üben mußten; an die Einkaufstouren, von denen ich immer so müde wurde (»Zieh den Bauch ein!«). All das ergab auf einmal einen Sinn, doch hatte ich die Zusammenhänge zwischen Atmung und Krankheit erst selbst entdecken müssen, weil sich meine Erfahrungen mit der Welt der Medizin davor doch weitgehend auf Arzneimittel beschränkt hatten.

Ich überwand meine Neigung zum Gähnen und lernte, durch entsprechendes Atmen mit kleineren Asthmaanfällen zurechtzukommen. Ich habe keine Angst mehr davor, etwas zu unternehmen oder irgendwohin zu gehen. Und wenn es mich einmal ohne Inhalator erwischt, kann ich mich mit Hilfe meiner Atmung beruhigen, anstatt deswegen in Panik zu geraten (oder aber ich bitte einfach bei jemandem um so ein Gerät, da hierzulande doch jede dritte Familie einen Inhalator besitzt).

Ich bemerke weitere Verbesserungen in meinem Leben: Ich schlafe gut, treibe regelmäßig Sport, habe keine Depressionen mehr, ein gesteigertes Selbstvertrauen und rundum ein Gefühl von Glück und Wohlbefinden – alles die direkte Folge einer verbesserten Atmung. Sie ist eine der grundlegendsten Funktionen des menschlichen Organismus, doch das erfährt man erst, wenn man merkt, daß sie keine Selbstverständlichkeit ist. Das beste jedoch von allem: sie kostet nichts.

Seltsamerweise gerate ich heute nur noch dann in Panik, wenn ich Dinah begegne: nervös überprüfe ich meine Atmung, vergewissere mich, daß meine Haltung entspannt ist, und beobachte, wie der imaginäre Reisbeutel auf meinem Bauch sich hebt und senkt. Warum werde ich nervös? Weil sie eine der beiden Frauen ist, die mein Leben verändert haben. Die andere bin ich selbst.

Es ist außerordentlich wichtig, sein eigener Gesundheitsexperte zu sein. Ich rate Ihnen dringend, Ihre Gesundheit selbst in die Hand zu nehmen, so viele Fragen wie nötig dazu zu stellen und alle Vorschläge zu beachten. Und wenn Ihnen jemand dieses Buch gibt, dann lesen Sie es!

*Gemma Gracewood*
Programmdirektorin Radio 95 bFM

In der westlichen Welt leiden wir unter einem sogenannten Paradoxon in Sachen Gesundheit. Trotz der Tatsache, daß der allgemeine Gesundheitszustand sich erheblich verbessert hat – sei es wegen des technologischen Fortschritts oder der Betonung von präventiven Maßnahmen –, schwindet die Zufriedenheit hinsichtlich des eigenen Befindens. Viele Menschen berichten von somatischen Symptomen und einem beunruhigenden Gefühl, krank zu sein.

Einer der Hauptgründe dafür ist die generelle Kommerzialisierung von Gesundheitsfragen und das steigende Interesse der Medien daran. Aversionen, Unsicherheit und Furcht vor Krankheiten werden dadurch genährt, gleichgültig, ob begründet oder nicht.

Eine gravierende Folge dieser Verunsicherung ist chronische Hyperventilation beziehungsweise das Hyperventilationssyndrom. Obwohl schon seit vielen Jahren bekannt, ist es in der Diagnostik weitgehend ignoriert worden. Statt dessen erfolgen umfangreiche Untersuchungsmaßnahmen, die den Patienten nur noch mehr verunsichern. Eine unglaubliche Anzahl von scheinbar eigenständigen Symptomen kann durch diese Krankheit hervorgerufen werden. Daher ist es wichtig, daß sie von Ärzten erkannt wird, nicht nur, weil dies die Patienten beruhigt, sondern auch, weil die Behandlung einfach und im allgemeinen sehr effektiv ist.

Dinah Bradley erläutert in dieser Abhandlung die Symptome des Hyperventilationssyndroms klar, ebenso wie die Möglichkeiten einer Therapie. Ihr Buch ist sehr zeitgemäß, da es immer wichtiger wird, umfangreichen und teuren medizinischen Untersuchungen vorzubeugen und den Patienten wieder ein Gefühl für das eigene Wohlbefinden zu vermitteln. Besonders vonnöten ist eine bessere Kommunikation zwischen Arzt und Patienten, damit deren Befürchtungen und Ängste besser verstanden und damit auch besser überwunden werden können.

Dieses Buch werden daher nicht nur jene begrüßen, die sich auf seinen Seiten wiedererkennen, sondern es wird auch denen helfen, die sich um chronisch Kranke kümmern. Ich wünsche ihm den Erfolg, den es verdient.

*Dr. med. John Henley*

# Einleitung

In den Jahren seit Erscheinen der ersten Ausgabe dieses Buches haben mir viele Menschen geschrieben oder persönlich berichtet, wie sehr sie dessen Inhalt schätzen. Offensichtlich spricht es Punkte an, die eine sehr große Gruppe von Menschen betreffen, die alle unter der bislang wenig bekannten, oft streßbedingten Krankheit leiden.

Diese dritte, erweiterte Ausgabe ist das Resultat des Drängens von Patienten, die mehr über die Ansichten und Erfahrungen anderer Betroffener wissen wollten. Andere wieder wünschten sich ein Übungstagebuch, um ihre Fortschritte aufzeichnen zu können. Es befindet sich im Anhang dieses Buches.

Der Begriff Hyperventilationssyndrom (HVS) wird seit Mitte der dreißiger Jahre des 20. Jahrhunderts verwendet. Seit zehn Jahren wird er sehr kritisch betrachtet, und manche Ärzte sprechen lieber von gestörtem Atmungsverhalten. In dieser Ausgabe werde ich beide Begriffe verwenden.

Das Verständnis für den Zusammenhang zwischen natürlicher Atemweise und ausgewogener Körperchemie ist eine Voraussetzung für die Gesundung. Eine weitere ist die Fähigkeit, Nacken, Rücken und Brustmuskulatur zu entspannen und dadurch richtig einzusetzen. Dieses Buch wird Ihnen bei der Entscheidung helfen, ob Ihnen das alleine gelingt oder ob Sie dabei eine fachlich versierte Unterstützung benötigen. Halten Sie

Rücksprache mit einem auf Atemtechnik spezialisierten Physiotherapeuten.

Streß ist zwar lebenswichtig; ohne ihn wären wir tot. Zuviel Streß kann jedoch schließlich auch zum Tode führen. Seit Anbeginn der Zivilisation war es das Bestreben der Menschen, ein gutes Leben zu führen, in dem beide Aspekte ausgewogen sind. Eine energiesparende, maßvolle Atemweise ist dabei unverzichtbar.

Teil 1

# Alles über das Hyperventilationssyndrom

# 1. Was ist Hyperventilation?

*Um zu leben, muß man atmen. Wenn man aber zuviel Luft holt, kann das schlimme Auswirkungen haben. Auf einmal wird das Leben von der Furcht vor diesen Folgen bestimmt und damit auch von der Furcht, das eigene Leben voll auszuleben.*

Mike, 33

Von Hyperventilation spricht man, wenn mehr Luft im Brustraum zirkuliert, als vom Organismus benötigt wird. Die meisten Menschen haben schon einmal bis zu einem gewissen Grad hyperventiliert, zumeist in einem akuten Anfall. Dabei handelt es sich um eine natürliche Reaktion auf plötzliche Gefahr oder Aufregung, und die Anzeichen für eine solche Form der Hyperventilation sind eindeutig:

- Atem- und Herzfrequenz steigen stark an
- der Adrenalingehalt im Blut steigt
- das Nervensystem signalisiert »höchste Alarmstufe«
- der Muskeltonus nimmt zu

Manchmal kommt es zu Ohnmachts- oder Schwindelanfällen, oder aber ungeahnte Kraftreserven werden mobilisiert. Ist die

Streßsituation vorbei, findet der Körper wieder zu seinem normalen, entspannten Zustand zurück.

Weniger eindeutig sind die Anzeichen einer chronischen Hyperventilation. Hierbei handelt es sich um eine Störung der Atemfrequenz, die – zumeist als Folge langanhaltender Streßsituationen oder Anspannung – zur Gewohnheit wird.

Die Symptome treten zahlreicher und mitunter auch ganz unvermutet auf. Sie können wie Anzeichen einer ernsthaften Erkrankung erscheinen oder den Betroffenen an die beunruhigenden Folgen eines früheren akuten Anfalls erinnern. Wenn dies geschieht, kommt es häufig zu einer Reihe weiterer befremdlicher Symptome:

- Atemlosigkeit ohne ersichtlichen Anlaß
- häufiges tiefes Aufseufzen oder starkes Gähnen
- Schmerzen im Bereich der Rippen
- keuchender Atem
- leichter Schwindel und das Gefühl, »nicht ganz da« zu sein
- Kribbeln oder Taubheit in den Lippen oder Extremitäten
- lästige Magen- oder Darmbeschwerden
- Schmerzen in Muskeln oder Gelenken, auch Muskelzittern
- Müdigkeit, Schwächegefühle, Schlafstörungen und Alpträume
- sexuelle Probleme
- feuchte Hände, Angstgefühle oder Phobien

# Was ist Hyperventilation?

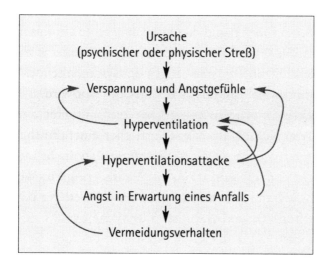

Kreislauf der Symptome

Ursache (psychischer oder physischer Streß) → Verspannung und Angstgefühle → Hyperventilation → Hyperventilationsattacke → Angst in Erwartung eines Anfalls → Vermeidungsverhalten

Wird chronisch zuviel ein- und ausgeatmet, kommt es zu einer Störung im Verhältnis von eingeatmeter sauerstoffreicher und ausgeatmeter kohlendioxydhaltiger Luftmenge: der Gehalt an Kohlendioxyd nimmt ab.

Kohlendioxyd, alles andere als ein nutzloses Gasgemisch am Ende eines Atemzyklus, ist ein maßgeblicher Regulator für viele Bereiche in unserem Organismus, angefangen von der Blutzirkulation bis hin zur Aktivität des Gehirns. Bei einer chronischen Überversorgung mit Sauerstoff verändert sich die natürliche Ausgewogenheit der Säure- und Alkaliwerte in unserem Körpergewebe. Die Alkaliwerte nehmen zu, und als erstes reagieren die Nervenzellen auf diese Alkalose. Leichter Schwindel, ein Gefühl von Kribbeln oder Taubheit sind dann häufig die ersten Anzeichen.

Das vegetative Nervensystem, das die nicht dem Willen unterworfenen Funktionen reguliert (zum Beispiel den Herzschlag, den Blutdruck und die Verdauung), ist davon ebenfalls betroffen. Dieses Nervensystem ist zweifach unterteilt: in das sympathische, welches Antrieb und Aktivität steuert, und in das parasympathische, das für Beruhigung, Erholung und Ruhe zuständig ist. Niedrige Kohlendioxydwerte regen das sympathische Nervensystem mehr an als das parasympathische, wodurch der Körper ständig unter Hochspannung steht.

Wenn der Kohlendioxydgehalt im Blut durch fortlaufend erhöhte Atemfrequenz weiter abnimmt, beginnen die Muskelzellen Milchsäure zu produzieren, um ihren pH-Wert auszugleichen. Muskelschmerz entsteht. Der Stoffwechsel verschlechtert sich. Erschöpfung und chronische Müdigkeit sind bald die Folge, zusammen mit dem Gefühl physischer und geistiger Depression. All dies sind typische Anzeichen einer langwährenden chronischen Hyperventilation.

Aber nicht nur die Nervenzellen sind davon betroffen, auch die Muskelzellen neigen zu Verkrampfungen, und die glatte Muskulatur unserer Adern, Luftwege und Verdauungsorgane zieht sich infolge der gesunkenen Kohlendioxydwerte zusammen. Es kommt zu einem vermehrten Ausstoß von Histaminen, wodurch sich die Anfälligkeit für Allergien erhöht. Der Herzschlag wird stärker und kann dadurch Panikgefühle auslösen, worauf er sich noch mehr beschleunigt und ein Gefühl von Atemnot entsteht.

## Was ist Hyperventilation?

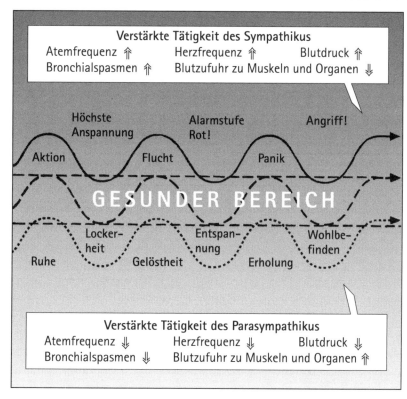

Das vegetative Nervensystem bei der Steuerung unbewußt ablaufender Organfunktionen

Wenn die Kohlendioxydwerte zu stark absinken, haften die Sauerstoffmoleküle fester an ihren Trägern – den roten Blutkörperchen –, und das Gewebe, vor allem das Gehirn, leidet unter Sauerstoffmangel. Die Sauerstoffversorgung des Gehirns kann sich um bis zu 50 Prozent verringern, wodurch es zu Konzentrationsproblemen kommt. Durch die verminderte Sauerstoffversorgung wird das Atemkontrollzentrum animiert, die Atemfrequenz zu steigern – der chronische Verlauf der Hyperventilation wird weiter verstärkt.

*Was ist Hyperventilation?*

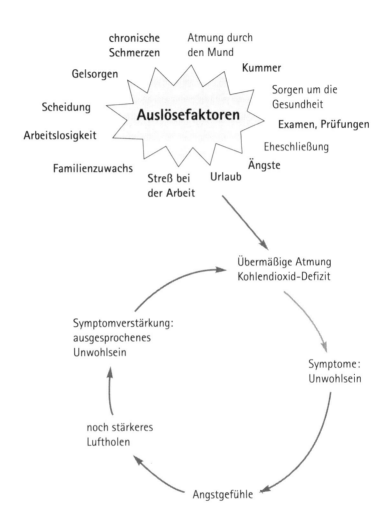

# Was ist Hyperventilation?

Da jede einzelne Zelle in unserem Körper durch den Austausch von Sauerstoff und Kohlendioxyd versorgt wird, ist letzten Endes jeder Bereich von einer Störung betroffen, was zu einer Reihe befremdlicher, beunruhigender Symptome führt.

## Wie kommt es zu einer chronischen Hyperventilation?

Verstärktes Atmen ist eine normale Reaktion auf Streß oder Belastung: es wird nur dann abnorm, wenn die Belastungen einen Grad erreichen, der zu einer chronischen Hyperventilation und dem Auftreten entsprechender Symptome führt. Der Streß und die Belastungen können auf folgende Ursachen zurückgehen:

- organische und physiologische, wie zum Beispiel Asthma, Schmerzen, Lungenentzündung, chronische Brust- oder Herzbeschwerden, Fieber, hohe Progesteronwerte, längeres Reden, Aufenthalt in großer Höhe, Diabetes, Leber- oder Nierenkrankheiten
- psychologische und soziale, wie zum Beispiel Furcht, Ängste, Depressionen, Perfektionismus, Trennung/Scheidung, Entlassung, Arbeitslosigkeit, Einsamkeit
- Drogen, wie zum Beispiel Nikotin, Koffein, Aspirin, Amphetamine

Diese Ursachen können zwar in der Regel behandelt beziehungsweise vermieden werden, bei einigen Menschen ist das übermäßige Atemholen jedoch zur Gewohnheit geworden und im Atemzentrum im Gehirn verankert. Auch wenn die schlechten Zeiten vorüber sind, bleibt es bei dem übersteigerten Einatmen.

Auf der ganzen Welt waren die neunziger Jahre eine Zeit der Veränderungen und Ungewißheiten. Die Evolution unseres Gehirns wurzelt in einem Umfeld, in dem noch nicht dieser Druck, Lärm und die Geschwindigkeit unseres jetzigen elektronischen Zeitalters herrschten. Heutzutage werden wir ständig mit Informationen bombardiert, und oft kann unser Gehirn diese gar nicht mehr verarbeiten. Wir müßten uns bewußt die Zeit zum Abschalten nehmen, um es mit dieser Mega-Stimulation aufnehmen zu können, doch nur wenige von uns tun dies. Die Zunahme von streßbedingten Beschwerden und Krankheiten ist alarmierend.

Die Computerisierung zwingt viele Arbeitnehmer dazu, lange Zeitspannen vor dem Bildschirm zu verbringen, doch der menschliche Körper ist nicht für langes Sitzen geschaffen. Wir empfangen so ein Maximum an Stimulation bei minimaler Anstrengung, und das wirkt sich auf die Atmung aus.

Sich auf die vielfältigen Impulse einzustellen und an rasch wechselnde Umstände anzupassen, ist besonders dann schwierig, wenn dieser Wechsel nicht erwünscht ist oder nicht der persönlichen Kontrolle untersteht. Der Streßpegel und damit der Adrenalinspiegel und die Herzschlagrate steigen rasant an, mit nervöser Erschöpfung als Folge – alles gesteigert durch übermäßige Lungenarbeit.

## Ist Hyperventilation eine Zeiterscheinung?

Schon vor Jahrhunderten wußten Philosophen und Wissenschaftler um die Wichtigkeit einer guten Atmung. Hippokrates, der Vater der westlichen Heilkunst, schrieb im fünften Jahrhun-

*Was ist Hyperventilation?*

dert v. Chr.: »Das Gehirn gibt der Menschheit größte Macht – den Verstand aber gibt ihr die Luft.« Anhänger sowohl des Buddhismus, der ebenfalls etwa im fünften Jahrhundert vor unserer Zeitrechnung in Indien entstand, als auch des Taoismus im alten China verbanden Atmung mit Entspannung und körperlichen Übungen, um den Herzschlag, die Verdauung und den Kreislauf zu harmonisieren. Joga und Tai Chi sind moderne Versionen dieser alten Weisheiten.

Trotz der gut beobachteten Wiedergaben in der westlichen Literatur von »atemlosen« Heldinnen oder Helden, denen »der Atem stockte«, verstand man doch wenig von dem Zusammenhang zwischen übermäßigem Atemholen und Beeinträchtigungen der Gesundheit. Erst 1871 erschien eine detaillierte Publikation über Hyperventilation, nach einer Studie mit 300 Soldaten aus dem amerikanischen Bürgerkrieg. Ein Arzt stellte eine »Behinderung durch Kurzatmigkeit, unregelmäßige Herztätigkeit und Atemrestriktion« fest, wobei er die Ursache für diese Probleme dem Herzen zuschrieb.

Um die Jahrhundertwende führten andere medizinische Forscher Experimente mit Vertretern aus der Durchschnittsbevölkerung durch und baten sie, absichtlich zu hyperventilieren. Die Wissenschaftler entdeckten neurologische Folgen wie Kribbeln und Muskelkrämpfe.

Der Terminus Hyperventilationssyndrom (HVS) entstand in den dreißiger Jahren des 20. Jahrhunderts. Ein britischer Arzt bezeichnete es als »eine der häufigsten chronischen Beschwerden von Stadtmenschen mit sitzender Tätigkeit«. Das Atmen in eine Papiertüte war damals eine gebräuchliche Behandlung bei akuten HVS-Attacken. Kein Theater, das nicht eine Papiertüte hinter den Kulissen bereithielt für einen Anfall von Lampenfieber, bei dem die Opfer in atmungsbedingter Alkalose erstarrten, während sie auf ihr Stichwort warteten. Wenn die Methode mit der Papiertüte bei akuten Panikattacken auch hilfreich sein mag, so ist sie nutzlos bei chronisch übermäßigem Einatmen. Zeitweilig können dadurch die normalen Blutgaswerte wiederhergestellt werden, aber sie hilft nicht bei der Bekämpfung der eigentlichen Ursache: einer Störung der Atemfrequenz.

> **Während eines akuten Asthmaanfalls ist es außerordentlich gefährlich, hastiges, keuchendes Atmen mit Hilfe einer Papiertüte unter Kontrolle bringen zu wollen. Das Bedürfnis, bei einem Anfall vermehrt Luft zu holen, ist normal. Es ist verbürgt, daß zumindest ein Mensch seinen letzten Atemzug in eine Papiertüte getan hat.**

Die neueste medizinische Forschung hat zwar mehr herausgefunden über physiologische Systemstörungen, Stoffwechselschwankungen und angstbedingte Symptome, die durch eine ständige übermäßige Atmung hervorgerufen werden, aber das Leiden wird immer noch zu wenig erkannt und behandelt.

Heftig diskutiert wurde, ob es sich bei dem Syndrom um ein mentales oder ein physisches Problem handelt. Glücklicherweise ging die Entwicklung in der Medizin hin zur holistischen Auffassung, bei der Körper und Seele gemeinsam als behandlungsbedürftig gesehen werden; dies ist ein Vorteil für die große Zahl an Menschen, die unter chronischer Hyperventilation leiden, sowie für ihre Ärzte, die diese zermürbenden Beschwerden ihrem Diagnoserepertoire hinzufügen können.

*Meine Krankenakte war so dick wie ein Telefonbuch, und ständig schien ich mich bei Ärzten aufzuhalten, um mich auf dies und jenes untersuchen zu lassen. Nie hat man etwas gefunden, bis eines Tages ein Arzt, der als Stellvertreter eingesprungen war, auf der Stelle erkannte: Meine Atmung war völlig unregelmäßig, und meine Symptome waren die Folge davon. Endlich hatte ich etwas, was behandelt werden konnte.*

Joan, 54

## 2. Wer neigt zu Störungen der Atemfrequenz?

*Als ich zum Physiotherapeuten mußte, um richtiges Atmen zu üben, brachte mich meine Tochter dorthin, zusammen mit ihrem neunjährigen Sohn, meinem Enkel, der gerade keine Schule hatte. Es war wirklich seltsam, zu sehen, daß wir alle auf die gleiche Weise atmeten und auch die gleichen kleinen Angewohnheiten hatten. In allen drei Generationen wiesen wir Anzeichen von Störungen auf.*

Ann, 63

Alle Sorten von Menschen in allen Altersstufen entwickeln Atemfrequenzstörungen.

- Kinder sind davon nicht ausgenommen. Ständig verstopfte Nasen und die Gewohnheit, durch den Mund zu atmen, legen schon in frühen Jahren den Grundstein für einen extrem unregelmäßigen Atemrhythmus.
- Menschen mit Asthma sind besonders anfällig für chronische Hyperventilation. Mit den neuesten Entwicklungen von benutzerfreundlichen Inhalatoren lassen sich zwar die Symptome behandeln, doch nur wenige Asthmapatienten kommen in den Genuß eines Atemtrainings oder einer Therapie zur Verbesserung der Atemfunktion und zur Behebung der

Muskelveränderungen in Brust und Nacken, wie sie Hyperventilierer und von Atemstörungen Betroffene üblicherweise aufweisen.
- Nach größeren chirurgischen Eingriffen stellen einige Menschen fest, daß die Atemtechniken, zu denen sie vor der Operation angehalten worden waren (tiefes Einatmen, um die Lungen nach der Anästhesie wieder zu weiten), während der Genesungsphase Hyperventilation auslösen können. Bei raschem Patientenwechsel in den Krankenhäusern oder Verlegung in eine andere Klinik erhalten manche nicht die nötige Nachversorgung, um diesem Problem zu begegnen. (Am besten ist es, sich auf die Wiederaneignung einer langsamen Bauchatmung durch die Nase zu konzentrieren und sich zwischen Hustenanfällen und tiefem Luftholen zu entspannen.)
- Patienten mit einer schwerwiegenderen Lungenschädigung (zum Beispiel bei chronischen Erkrankungen mit schleichender Zerstörung der Atemwege oder Emphysemen) entwickeln häufig ein ineffizientes Atmungsverhalten, wodurch ihre Probleme durch Hyperventilation noch vermehrt werden.
- Bei Menschen mit Herzerkrankungen und Hypertonie können ihre gesundheitlichen Sorgen die Symptome der Hyperventilation verstärken. Während man Medikamente gegen die Krankheit verschreibt, werden die daneben bestehenden Atemfrequenzstörungen meist wenig beachtet.
- Manche Frauen reagieren besonders empfindlich auf Hormonschwankungen, sei es in der Woche vor ihrer Periode oder in der zweiten Hälfte einer Schwangerschaft. Ein erhöhter Progesteronspiegel steigert das Bedürfnis, Luft zu holen. Der Kohlendioxydgehalt des Blutes kann bis zu 25 Prozent abnehmen und dadurch HVS-Symptome auslösen.

### Wer neigt zu Störungen der Atemfrequenz?

- Die Wechseljahre mit ihren hormonellen Veränderungen sind ebenfalls eine häufige Ursache von Atemfrequenzstörungen.
- Ältere Menschen vor der Pensionierung oder einer Entlassung können Probleme haben, mit dem Altern, Verlustgefühlen oder einer schwankenden Gesundheit zurechtzukommen. Sie sind besonders anfällig für Atemstörungen.
- HVS ist erstaunlich häufig anzutreffen bei Teenagern, deren Hormone verrückt spielen, die unter Gruppenzwang stehen, dem Druck elterlicher Erwartungen und schulischer sowie freizeitlicher Anstrengungen ausgesetzt sind, woraus sich ein enormer Streß ergibt.
- Opfer von sexuellen Mißhandlungen oder Folter leiden häufig unter chronischen Atemfrequenzstörungen und einem Übergewicht des Sympathikus in ihrem vegetativen Nervensystem. Dadurch ergeben sich eine Reihe von Symptomen als weitere Belastung.
- Migranten, die sich einer neuen Kultur anpassen müssen, während sie ihre alte vermissen, weisen häufig Störungen in ihrer Atmung auf, besonders, wenn sie vor Folter oder Mißhandlung geflohen sind.
- Sehr erfolgreiche Menschen und Workaholics, die sich selbst unter enormen Druck setzen, sind geradezu prädestiniert, HVS-Opfer zu werden. Starker Streß geht Hand in Hand mit einem Überwiegen des Sympathikus.

Wie die nachfolgenden Ausführungen zeigen, ist niemand gegen das Hyperventilationssyndrom gefeit.

## Jane, 36

*Mein erster akuter Anfall von Hyperventilation passierte während eines Straßenfests. Es war heiß, laut und voller Menschen. Ich trennte mich von meinem Mann und den Kindern, um etwas Schatten zu finden.*

*Es war mir unmöglich stillzustehen, ich lief auf und ab und fühlte mich miserabel. Dann konnte ich plötzlich nichts mehr hören, und mir wurde schwindlig, als ob ich ohnmächtig werden würde. Das wurde ich aber nicht; das Gefühl hielt jedoch ungefähr eine Viertelstunde an. Ich konnte in meiner Nähe einen Polizisten sehen, wodurch ich mich einigermaßen sicher fühlte.*

*Schließlich fand ich meinen Mann, nahm die Autoschlüssel und ging zum Wagen zurück. Er sah, daß es mir nicht gut ging, und so fuhren wir nach Hause.*

*Am nächsten Morgen suchte ich unseren Hausarzt auf. Er nahm mir mehrere Blutproben ab und testete sie auf alles mögliche. In allen Fällen war das Resultat negativ. Nach seiner Diagnose litt ich unter einem Virus, obwohl die Testergebnisse mir eine gute Gesundheit bestätigten. Nach drei Wochen fühlte ich mich immer noch elend und kam daher von dem Gedanken an einen Virus ab. Ich suchte einen zweiten Arzt auf, um eine weitere Meinung einzuholen, und er diagnostizierte Beschwerden aufgrund von Angstgefühlen.*

*Er meinte, sie würden vorübergehen, und regte keine weiteren Maßnahmen an. Ich wußte nicht so recht, was ich mit dieser Diagnose anfangen sollte. Natürlich war ich beunruhigt wegen meiner Symptome und fürchtete mich vor den Anfällen.*

Ich besorgte mir einen Haufen Selbsthilfebücher und stapelte sie neben meinem Bett auf. Aber ich schaute sie mir nur an, wirklich etwas tun konnte ich nicht. Inzwischen schlief ich auch nicht mehr sehr viel und war davon überzeugt, einen riesigen Gehirntumor zu haben, von dem mir die Ärzte nichts sagen wollten. Wieso sollte ich mich sonst dermaßen ausgehöhlt und krank fühlen, obwohl den Tests nach alles in Ordnung war?

Wenig später mußte ich in die Notaufnahme einer Klinik gebracht werden: Mir war sterbenselend zumute. Dort warteten ungefähr zwanzig Menschen, und ich sah alle diese kranken Leute, die noch vor mir dran waren. Ich konnte nicht abwarten, bis ich an der Reihe war. Schließlich waren sie bloß krank – ich aber war dem Tode nahe! Wir eilten in die Apotheke nebenan und baten den Apotheker um Hilfe (so wie es in der Werbung immer empfohlen wird). Er schaute über seine Brillengläser und stufte mich umgehend als Spinnerin ein – er glaubte nicht, daß ich am Sterben war.

»Ich wette, bei Ihnen zu Hause ist alles blitzblank«, meinte er, »aber Sie können gerne jederzeit kommen und hier saubermachen.« Er hielt mich für ein reichlich extremes Exemplar einer »emsig Überbesorgten« mit einem Hang zum Perfektionismus.

Ich bat ihn, mir etwas zu geben, damit ich wenigstens einschlafen konnte. Er riet mir zu einem starken, rezeptfreien Schlafmittel, wodurch ich mich zwar schlecht fühlen, aber wenigstens schlafen würde. Falls es nicht wirkte, sollte mir mein Mann ein Paar warme Ohren verpassen. Das war alles sehr witzig gemeint, aber keinerlei Hilfe für mich und meinen Mann.

Mittlerweile stieg Panik in mir auf. Jeder Test, jede Untersuchung, jede Durchleuchtung zeigte, daß ich gesund war, aber trotzdem litt ich unter Symptomen wie Schwindelgefühlen, Muskelschmerzen (vor allem im oberen Brustbereich, im Nacken und in den Schultern), schlimmen Anfällen von Übelkeit. Mir ging es so schlecht, daß ich meinen Teilzeitjob aufgeben mußte – eine Arbeit, die ich wirklich gerne gemacht hatte. Ausgehen mochte ich auch gar nicht mehr.

Dann hörte ich etwas über HVS und suchte einen auf Atmung spezialisierten Physiotherapeuten auf, um mich daraufhin untersuchen zu lassen. Ich hatte meiner Atmung keine weitere Beachtung geschenkt, obwohl ich das Gefühl gehabt hatte, nicht genug Luft zu bekommen. Dies führte ich auf emotionale Gründe zurück (»Ich sterbe«), seufzte ständig und zog die Schultern hoch.

Die ausführliche Untersuchung ergab, daß Rhythmus und Anzahl meiner Atemzüge völlig chaotisch waren und mein oberer Brustbereich unwillkürlich allein die ganze Atemarbeit verrichtete, während ich meinen Bauch fest eingezogen hielt – alles aus lauter Unruhe und Ängsten. Dazu atmete ich ausschließlich durch den Mund. Ich fühlte mich ausgesprochen unwohl, wenn ich versuchte, durch die Nase zu atmen. Dabei zogen erheblich größere Mengen Luft durch meine Atemwege als normal üblich.

Im Rückblick auf meine Krankengeschichte wurde deutlich, daß der Anfall während des Festes ein akuter und schwerer gewesen war, und zwar als Folge einer allem Anschein nach schon sehr lange bestehenden chronischen Atemfrequenzstörung. Demnach war die Frequenz, die mir vor diesem fürchterlichen Ereignis normal zu sein schien, alles *andere als das gewesen. Tatsächlich machte ich vierundzwanzig Atemzüge in der Minute, während die Hälfte normal gewesen wäre.*

*Wir stellten auch fest, daß sich diese Dinge über viele Jahre entwickelt hatten – unmerklich oder anderen Ursachen zugeschrieben; vor der Menstruation verschlimmerten sich die Symptome. Als ich mich an meine Schwangerschaften erinnerte, wurde mir klar, daß ich wahrscheinlich unter nicht diagnostizierten postnatalen Depressionen gelitten hatte. Außerdem hatte ich kurz vor dem Straßenfest während einiger Monate ganztags arbeiten müssen, um für jemand anderen einzuspringen. Und das war dann der letzte Tropfen, der das Faß überlaufen ließ. Über eine lange Zeit hatte ich bereits meine letzten Reserven verbraucht und doch noch weitergemacht, so wie jeder andere auch – schließlich war ich doch jung und gesund.*

*Weil ich schon so lange in dieser Spirale steckte, willigte ich ein, an therapeutischen Beratungsgesprächen teilzunehmen und Beruhigungstabletten einzunehmen. Diese helfen ganz speziell gegen Ängste und bei der Muskelentspannung. Ich war sehr gegen die Einnahme von Tabletten, doch als ich begriff, daß sie mich mit einem Stoff versorgten, den ich wegen des Stresses nicht in ausreichendem Maß produzierte, nämlich Serotonin, und daß ich sie nicht ständig würde nehmen müssen, war ich einverstanden. Anfangs waren sie mir zuwider, aber ich hielt durch, und nach ungefähr sechs Wochen waren meine schlimmsten Ängste überstanden.*

*Dadurch wurde ich frei für die physische Arbeit: ich mußte lernen, wieder richtig zu atmen. Meinen Organismus ins Lot zu bringen und zu lernen, mich zu entspannen, loszulas-*

*sen – das war unglaublich schwer. So wie es eine lange Zeit gedauert hatte, bis ich richtig krank geworden war, so wird es auch noch eine Weile dauern, bis ich wieder ganz gesund bin. Ich muß Geduld haben – und an mir arbeiten.*

**Tom, 6**
(nach dem Bericht seiner Mutter)

*Eines Morgens, als Tom in der Schule war, klingelte das Telefon. Die Lehrerin rief an, um zu sagen, daß Tom mit Magenschmerzen im Krankenzimmer liege, und bat mich, zu kommen und ihn abzuholen. Auch wenn er eigentlich die Gesundheit in Person war, so hatte er doch schon früher über Magenbeschwerden geklagt sowie über andere unklare Symptome. Ich meinte, daß seine Atmung etwas seltsam war. (Ich hatte in einer Zeitschrift über Atemfrequenzstörungen gelesen und war deshalb in dieser Hinsicht besonders aufmerksam.) Er schien seine Schulter hochzuziehen und stark durch den Mund in seinen oberen Brustbereich einzuatmen. Ich brachte ihn zur Untersuchung zu unserer Ärztin. Sie fand nichts, was auf eine Krankheit hinwies. Ich bat um eine Überweisung zu einem Physiotherapeuten, wozu sie sich widerstrebend bereit fand. Ich glaube, sie hielt mich für überbesorgt.*

*Während unserer ersten Sitzung wurden Tom alle möglichen Fragen gestellt, und was dabei herauskam, war wirklich sehr seltsam: Im Sportunterricht hatte Toms Lehrer den Jungen erzählt, daß Mädchen Bauchatmung machten, während Jungen mit dem oberen Brustkorb atmeten. Es sähe männlich aus, den oberen Brustkorb aufzublasen. Anscheinend hatte er Tom als ein Beispiel für »Mädchen-Atmung« hingestellt. Der arme Junge! Er bemühte sich deshalb, auch mit dem oberen Brustkorb zu atmen, aber es bereitete ihm nicht nur Mühe, er fühlte sich auch krank. Wie froh war er, als er hörte, daß Bauchatmung etwas ganz Normales war.*

*Er hatte keine Probleme damit, wieder zur normalen Atmung zurückzukehren. Und der Physiotherapeut führte ein interessantes Gespräch mit dem Sportlehrer!*

### Dan, 51

*Die ersten Symptome tauchten letztes Jahr im Juni auf. Ich war mit meiner Frau zum Segeln. Es gab Sturmwarnung, was uns beunruhigte, da wir auf unserem Boot wohnten. Vermutlich waren die Ängste und Sorgen der Grund für die folgenden Symptome: unregelmäßige Atmung, Schmerzen im Scheitelbereich und ein Gefühl allgemeiner Erschöpfung, das ungefähr eine Stunde lang anhielt. Ich erholte mich rasch, sobald wir auf sicherem Kurs waren.*

*Der nächste Vorfall war ein paar Monate später, auch auf dem Boot, aber unter idealen Bedingungen und ohne jeden Streß: ein plötzliches Schwindelgefühl, Kopfschmerzen, ich wurde beinahe ohnmächtig. So schnell wie es gekommen war, erholte ich mich wieder. Aber als ich ein paar Stunden später das Dinghy verlassen wollte, bekam ich weiche Knie, und ich mußte mich hinsetzen, bis es mir nach ein paar Minuten besser ging. Wegen dieser beunruhigenden Vorfälle machte ich gleich einen Arzttermin aus, aber nach allen mög-*

lichen Tests wurde nichts gefunden, das diese Anfälle hätte auslösen können. Mir wurde geraten, jeden Tag Aspirin einzunehmen, da der Arzt meinte, daß eine Aderverengung im Nackenbereich ein möglicher Faktor sein könnte.

Im Januar kam es zu weiteren Anfällen, die meine Frau auf nervliche Ursachen zurückführte, da damals mitunter schreckliche Segelbedingungen herrschten. Danach war dann immer dieses Gefühl von Erschöpfung da. Wieder daheim, meinte mein Arzt, meine Probleme könnten durch Hyperventilation verursacht worden sein, und machte für mich einen Termin bei einem Atmungsspezialisten aus.

Zwei Tage vor diesem Termin, am zweiten Tag auf einer neuen Arbeitsstelle, hatte ich einen weiteren Anfall von Atemlosigkeit, Schwindelgefühl und Orientierungsproblemen. Mein gesamter Körper fühlte sich instabil wie bei einem Erdbeben. Man fuhr mich ins Krankenhaus. Nach ein paar gründlichen Untersuchungen stellte sich heraus, daß meine Kohlendioxydwerte extrem niedrig waren. Bei dem Termin mit dem Physiotherapeuten bestätigte sich der Befund einer Atemfrequenzstörung.

Nach zwei Sitzungen habe ich nun ein Bewußtsein für dieses Problem entwickelt und die Fähigkeit, etwas dagegen zu tun. Seither hat es sich nurmehr selten bemerkbar gemacht, und wenn es dazu kommt, läßt sich ihm leicht begegnen.

Eigentlich ist es kein Wunder: Im Verlauf der letzten Jahre hatte ich eine Scheidung durchgemacht, wieder geheiratet, es hatte mit der neuen »Patchwork-Familie« Probleme gegeben, die mich sehr stark mitnahmen, dazu kam eine vorzeitige Pensionierung als Polizist wegen Burn-out – alles Fakto-

ren, die zu den gesundheitlichen Problemen beigetragen haben. Aber das seltsame war, daß diese Symptome erst auftraten, als der ganze Streß überstanden war und wir unser neues Leben genossen.
Zum Glück wurde alles rasch und mit Erfolg behandelt.

**Kate, 24**

*Ich fühlte mich ein bißchen verausgabt, aber ich konnte mir keine Pause leisten: Ich hatte gerade meine erste Anstellung als Juristin in einer großen Anwaltskanzlei angetreten und machte viele Überstunden. Versäumte Mahlzeiten und lange Nächte – ich führte gesellschaftlich ein recht aktives Leben – forderten ihren Zoll.*

*Ich begann, Atemlosigkeit zu verspüren, wenn ich Treppen hinauflief, und sportliche Aktivitäten fielen mir schwerer als sonst. Meine Mitmenschen stellten auch fest, daß ich sehr viel seufzte – etwas, das sich Klienten gegenüber nicht so gut machte.*

*Dazu kamen bald weitere seltsame Symptome, wie zum Beispiel ein Gefühl von Blutleere im Kopf, weshalb ich schließlich zu meinem Hausarzt ging. Es wurde eine Anämie festgestellt, ich hatte zuwenig rote Blutkörperchen. Mein Arzt wies darauf hin, daß die roten Blutkörperchen als Sauerstoffträger im Organismus fungieren. Aus diesem Grund hatte ich Atemlosigkeit verspürt: es waren zu wenig Sauerstoffträger vorhanden.*

*Dies wurde mit Erfolg behandelt, und ich dachte, damit wäre es getan. Aber immer noch kam es zu seltsamen Sym-*

ptomen. Bei einem Fußballspiel fiel dann einem Sanitäter auf, daß ich hyperventilierte. Ich sah im Internet nach und fand Hunderte von Eintragungen zu diesem Thema! Es scheint sich um ein weitverbreitetes Leiden zu handeln. Obwohl ich keine Anämie mehr hatte, atmete ich aus lauter Gewohnheit immer noch zu stark ein. Dies ließ sich mit Physiotherapie behandeln. Ich war sehr stark bestrebt, wieder normal atmen zu erlernen, und bin jetzt frei von den Symptomen.

## Mary, 30

Ich war 24, hatte vor kurzem geheiratet und war gerade zum erstenmal schwanger geworden. Wir waren in eine andere Stadt gezogen, und ich vermißte meine Familie sehr. Ich führte ein erfolgreiches Unternehmen: vier Blumenläden. Das bedeutete oft einen frühen Arbeitsbeginn auf dem Blumengroßmarkt, viele organisatorische Aufgaben und jede Menge Druck, mit dem ich anfangs gut zurecht kam.

Ich arbeitete bis einen Tag vor der Geburt meiner Tochter. Die Geburt war schwierig, doch bereits vier Tage später war ich wieder bei der Arbeit. Bald kam es zu meinem ersten Anfall: Ich mußte an einer Geschäftsbesprechung teilnehmen und verspürte plötzlich Panik, wurde puterrot, schwitzte und zitterte. Meine Finger verkrampften sich und wurden steif; ich hatte große Angst und mußte das Meeting verlassen.

Mein Mann brachte mich schnellstens zum Arzt. Mein Blutdruck war zu hoch, und das Herz raste. Aus Sorge wegen meines hohen Blutdrucks schickte mich der Arzt zur Untersuchung zu einem Spezialisten. Schlimmer als hoher Blutdruck sind die Sorgen, die man sich deswegen macht – ich war völlig durcheinander.

Der Facharzt gab mir zur Begrüßung die Hand und hörte sich meine Geschichte an. Er sagte, er wüßte bereits, was mir fehlte, nachdem er meine Hand geschüttelt habe (sie war sehr feucht). Wie zuvor mein Mann wies er mich auch darauf hin, daß meine Atmung sehr rasch ging und ich häufig tief seufzte. Er untersuchte mich gründlich, mehr zu meiner Beruhigung als zu sonst einem Zweck. Jedes Testergebnis war normal. Ich fühlte mich sehr beruhigt und vertraute diesem Mann, aber tief in meinem Inneren konnte ich doch nicht glauben, daß mit mir wirklich alles in Ordnung war. Ich fühlte mich zu schlecht.

Er schickte mich zur Physiotherapie, zur Verbesserung meiner Atmung sowie zur Beratung, aber ich hatte kaum eine Möglichkeit, dorthin gehen zu können. Ich hatte kein Freundesnetz aufgebaut, das mir mit dem Baby behilflich gewesen wäre oder auch nur mir selbst. Ich wollte so gerne gehen, aber ich mußte Termine absagen. Ich fühlte mich noch schlechter und hilflos.

Nach einigen Wochen konnte ich ein paar Termine wahrnehmen, aber immer noch konnte ich nicht glauben, daß sonst wirklich alles in Ordnung war. Wieder ging ich zum Arzt, und er schickte mich zu einer Durchleuchtung des Gehirns, nur um mich zu beruhigen. Im Verlauf der nächsten fünf Jahre wurde mein Gehirn sechsmal durchleuchtet – das muß man sich vorstellen! Natürlich war alles in Ordnung. Dazu kamen alle nur denkbaren anderen Tests.

Fünf Jahre dauerte dieses Hin und Her, aber mit Hilfe von

*Beratungsgesprächen und regelmäßiger Physiotherapie habe ich nun eigene Verantwortung für meine Gesundheit übernommen. Ich habe meine Lebensgewohnheiten verändert, um den Streß zu reduzieren. Ich nehme mir die Zeit für Erholung und Ausgleichsport und verspüre auch keine Schuldgefühle, daß ich mir diese Zeit nehme. Ich kenne die Gefahrensignale. Ich weiß, was ich tun muß und warum – und es funktioniert.*

## Jack, 62

*Vor ungefähr zehn Jahren hatte ich einen leichten Herzanfall, der mir angst machte. Ich habe deswegen mit dem Rauchen aufgehört. Die Erholung ging sehr gut voran, und ich fühlte mich recht wohl, bis vor ein paar Jahren Anfälle von Angina pectoris begannen. Tests ergaben eine Erkrankung der Herzkranzgefäße, und ich wurde zu einer Herz-OP für einen dreifachen Bypass eingewiesen. Sie verlief sehr erfolgreich, und obwohl ich nach der Operation ein wenig unter Atembeschwerden litt, kam ich schnell wieder auf die Beine und fühlte mich entschieden besser. Die Übungen, die ich nach der OP machen mußte, sollten helfen, die Lunge zu weiten, um Infektionen der Atemwege vorzubeugen. Es gab da so ein kleines Ding, das mir helfen sollte, tief einzuatmen. Ich gewöhnte mich daran, stark einzuatmen und dabei meinen oberen Brustkorb einzusetzen.*

*Nun, nach ein paar Monaten verspürte ich starke Schmerzen im oberen Brustbereich, die mir Sorgen machten. Doch als ich zur Untersuchung ging, war mit meinem Herzen alles in Ordnung. Der Kardiologe schickte mich zu einem Facharzt für die Atemorgane, um meine Lungen untersuchen zu lassen. Die waren zwar in Ordnung, nicht aber die Art und Weise, wie ich atmete. Die Diagnose lautete auf Hyperventilation. Ich machte 26 Atemzüge in der Minute, und ich atmete durch den Mund. Schon meine Frau hatte dies bemerkt. Wenn ich die Hand auf mein Brustbein legte, spürte ich, daß mein Brustkorb oben arbeitete wie ein Blasebalg.*

*Der Atmungsdoktor schickte mich zur Physiotherapie, und ich muß sagen, das hat mir sehr geholfen – nicht nur beim Wiedergewinnen einer energiesparenden Atemweise, sondern auch in bezug auf die Schmerzen in den Schultern und der Brust. Ich kann wieder gut schlafen, arbeite im Garten und mache Sport, ohne mir Sorgen machen zu müssen.*

# 3. Was ist eine »richtige« Atmung?

*Mein Sohn ist der Ansicht, daß ich zur globalen Erwärmung beitrage, so wie ich atme. Dauernd wirft er mir die Zunahme der Kohlendioxydemission vor.*

Rob, 44

»Richtiges Atmen« bedeutet, mit einem Minimum an Anstrengung und möglichst effektivem Einsatz der Brustmuskulatur Luft in und aus dem Brustraum strömen zu lassen. Der Mensch benötigt drei wesentliche Muskelgruppen für die Atmung, die im folgenden vorgestellt werden.

## Die wichtigsten Muskelgruppen für die Atmung

### Das Zwerchfell
Dieser kräftige, dünne und flache Muskellappen sitzt an den unteren Rippenbögen und paßt sich dem individuellen Bedarf an Luftmenge an, mit der die Lungen im Ruhezustand und bei normaler Aktivität versorgt werden. Er trennt den Brustraum von der Bauchhöhle.

Das Zwerchfell ist ähnlich geformt wie die Bespannung eines geöffneten Regenschirms; die Wölbung der Kuppel wird flacher, wenn sich die Lungen weiten sollen. Aus diesem Grund tritt auch unser Bauch hervor, wenn wir einatmen. Dabei wird sauerstoffreiche Luft ohne große Anstrengung eingesogen. Wenn sich das Zwerchfell entspannt, verstärkt sich die Wölbung wieder, und die mit Kohlendioxyd angereicherte Luft wird langsam ausgeatmet. Das Auf und Ab der Zwerchfellbewegung reicht von einem Zentimeter bei Ruhe bis hin zu zehn Zentimetern bei körperlicher Anstrengung.

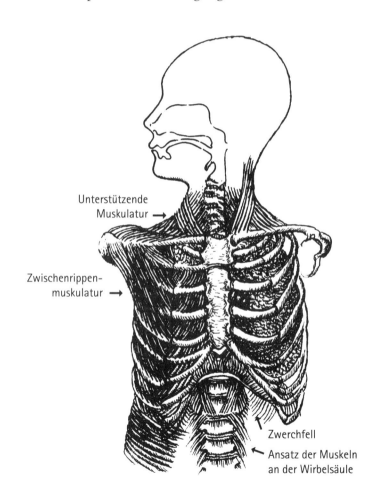

Unterstützende Muskulatur →

Zwischenrippen- muskulatur →

← Zwerchfell

← Ansatz der Muskeln an der Wirbelsäule

Was ist eine »richtige« Atmung?

Dieses lebenswichtige Pumpen unterstützt das Herz bei der Zirkulation von Blut durch unseren Körper, und die sanfte Auswirkung auf den Magen hilft bei der Verdauung sowie dem Fluß der Lymphe.

Die Zwerchfell- oder auch Bauchatmung ist die energiesparendste und entspannteste Atmungsweise und hilft bei der Herabsetzung der Sympathikusanspannung (siehe Seite 20/21).

**Die Brust- oder Zwischenrippenmuskulatur**
Diese Muskeln halten die Rippen zusammen und heben diese (so wie die Flügel eines Vogels), wenn sie sich anspannen. Dadurch erweitern sie die Brustwände, um Luft einzusaugen, beziehungsweise ziehen sie wieder ein, um die Luft herauszudrücken. Sie verbrauchen ungefähr zwanzig Prozent mehr an Energie als das Zwerchfell.

Bei der Atmung in Ruhe weiten sich die unteren Rippen sanft zur Unterstützung des Zwerchfells, während die oberen Rippen entspannt bleiben. Bei mittlerer oder großer Anstrengung weitet sich der obere Brustraum, wie ein Reservetank, um vermehrt sauerstoffreiche Luft einzusaugen. Das gleiche geschieht auch bei Furcht oder Wut.

**Unterstützende Muskulatur**
Die Hals-, Nacken- und Schultermuskeln werden benötigt, um den oberen Brustraum anzuspannen und anzuheben, um hier ein größeres Volumen zu erlangen. Nach anstrengender Arbeit oder Sport kann man spüren, wie sie arbeiten. Bei Erwachsenen mit einer Atemfrequenz von über zwanzig Zügen pro Minute werden sie ständig gefordert.

Auch die Bauchmuskeln gehören zur unterstützenden Muskulatur, und man kann spüren, wie sie nach mittlerer bis schwerer Anstrengung das Ausatmen unterstützen.

Beim normalen, entspannten Atmen leistet das Zwerchfell 70 bis 80 Prozent der Arbeit, während die untere Brustmuskulatur 20 bis 30 Prozent beiträgt. Die unterstützenden Muskeln halten sich bereit für extreme Anstrengungen oder Streß. Gewohnheitsmäßige Hyperventilierer neigen dazu, dieses Verhältnis umzukehren.

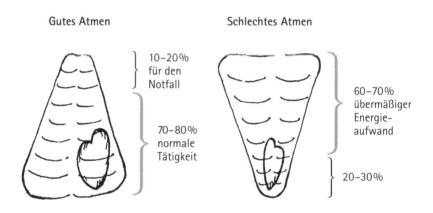

Die Sauerstoff- und Kohlendioxydanteile (die Blutgase) werden mit zwölf regelmäßigen Atemzügen pro Minute in einem gesunden Gleichgewicht gehalten. Bei Erwachsenen gelten 10 bis 14 Atemzüge als normal. Dabei werden 3 bis 5 Liter Luft pro Minute durch den Brustkorb geleitet.

Bei Menschen, die chronisch zuviel einatmen, passiert deutlich mehr Luft den Brustraum, bis hin zur doppelten Menge. Sie sind in der Lage, diese Menge zu erreichen, indem sie von Nasen- auf Mundatmung umschalten. Im nächsten Abschnitt wird erklärt, warum das Atmen durch die Nase wichtig ist für eine gesunde Atmung und für das Wiedererlangen einer energiesparenden Atemweise.

### Eine Nasenlänge voraus

**Jeff, 25**
*Als ich nach einer Nasenoperation wieder aufwachte (nach einer Verletzung beim Fußballspiel), befiel mich helle Panik. Beide Nasenlöcher waren mit Verbandsmull verstopft, und mir war, als ob ich ersticken müßte. Das Atmen durch den Mund kam mir völlig unkontrollierbar vor und fühlte sich sehr ungewohnt an. Meine Hände und Lippen kribbelten. Ich läutete um Hilfe, doch die Krankenschwester reagierte ziemlich barsch: »Sie hyperventilieren bloß.« Sie sagte mir tatsächlich, ich sollte mich zusammenreißen und beruhigen. Du meine Güte, wenn sie sich so gefühlt hätte, wie mir zumute war, dann wäre sie vielleicht etwas hilfsbereiter gewesen. Leider hatte diese Erfahrung ihre Folgen, meine Atembeschwerden blieben während einiger Monate hartnäckig. An manchen Tagen war mir hundeelend. Zum Glück kannte sich mein Arzt aus und schickte mich zum Wiedererlernen richtigen Atmens zu einem Physiotherapeuten. Zum Arzt brauchte ich nur noch einmal zur Überprüfung wiederzukommen; die Physiotherapie war ein gutes Training. Jetzt ist meine Atmung in Ordnung.*

Eines der häufigsten Merkmale bei Patienten mit Atemfrequenzstörungen ist die chronische Mundatmung. Viele leiden unter unbehandelten Problemen der Nase oder der Nebenhöh-

Was ist eine »richtige« Atmung?

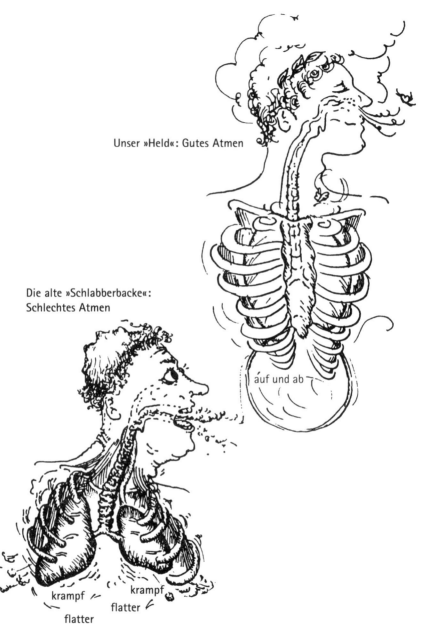

Unser »Held«: Gutes Atmen

Die alte »Schlabberbacke«:
Schlechtes Atmen

auf und ab

krampf
flatter
krampf
flatter

len. Bislang ist die Nase und ihre Gesundheit von der Allgemeinmedizin auf bedauerliche Weise vernachlässigt worden. Wenn jemand nicht wegen offensichtlicher Probleme zu einem Hals-Nasen-Ohren-Arzt geschickt werden muß, scheint den weniger dramatischen, aber störenden Auswirkungen chronischer Probleme bei der Nasenatmung wenig Aufmerksamkeit gewidmet zu werden – sowohl seitens des Leidtragenden wie auch seitens des Arztes. Kürzlich sprach ich mit einem Kinderarzt, der ehrlich zugab, sich wenig um die verstopften Nasen und die daraus resultierende Mundatmung zu kümmern, solange seine Patienten in der Nacht durchschlafen und zur Schule gehen können.

**Wie die Nase funktioniert**
Unser Geruchssinn ist sehr wichtig. Er befindet sich im sogenannten Riechkolben (Bulbus olfactorius), einem Bereich unseres Gehirns, der sich schon in einer frühen Evolutionsphase entwickelte und immer noch ursprüngliche Verbindungen zu vielen anderen Körperbereichen unterhält, die für unser Überleben wichtig sind. Obwohl unsere Nase einiges an feineren Wahrnehmungsfähigkeiten verloren hat, spielt sie immer noch eine wichtige Rolle im Hinblick auf eine gesunde Atemfunktion.

> Beobachten Sie einmal einen Hund, wie er in der Nachbarschaft herumläuft: Die »Neuigkeiten«, die er erschnüffelt, liefern ihm eine gewaltige Masse an Informationen über Freund und Feind – eine Menge, wie wir sie in etwa durch die Lektüre unserer Tageszeitung erhalten.

Der Geruchssinn ist auch wichtig für unser emotionales Wohlbefinden. Gerüche können Erinnerungen guter oder schlechter Art heraufbeschwören, an gute oder schlechte Menschen, gute oder schlimme Zeiten. Sie stehen in Verbindung mit anderen, lebenswichtigen Körperfunktionen, wie jenen des Herzens, der Lungen und der Verdauungsorgane, indem sie komplexe Nervenreaktionen und Nervenverbindungen aktivieren.

Die offensichtlichste Nasenreaktion ist das Niesen. Über die Nasenschleimhäute verlaufen viele verschiedene Verbindungen zum Gehirn und Rückenmark, deren Reflexe das spontane »Hatschi« auslösen, wodurch störende Fremdkörperchen aus den oberen Atemwegen entfernt werden.

Auch die Körpertemperatur wird von der Temperatur der Luft beeinflußt, die durch die Nase ausgeatmet wird. Und bedenken Sie, wie empfindlich unsere Nase auf Dämpfe und Abgase reagiert: Starke Irritationen »verschlagen uns den Atem« und können dadurch sogar auf den Herzschlag einwirken. Sanftere Stimulationen steigern die Einatmungsfrequenz. Aus diesem Grund fühlen sich manche Menschen in Einkaufspassagen oder Flugzeugen so unwohl: Ihre Symptome sind die Reaktion auf das übermäßige Einatmen von Raumsprays und anderen »situationsgemäßen« Düften, die über die Belüftungssysteme abgegeben werden.

Bei der Atmung durch die Nase wird die Luft über feine Filterhärchen in das Naseninnere geleitet, danach »wirbelt« sie durch die Schleimhäute, Nasengänge und -nebenhöhlen, wodurch die Atemluft vor dem Eingang zu den Lungen angewärmt und angefeuchtet wird. Luft, die über den Mund eingeatmet wird, umgeht dieses »Filtersystem«.

Die Nase hat nicht nur zwei Nasenlöcher, sondern auch zwei

*Was ist eine »richtige« Atmung?*

Nasenhöhlen, die durch die Nasenscheidewand voneinander getrennt sind. Sie wirken gemeinsam. Die eine Seite dehnt sich aus, um den größten Teil des Luftstroms zu befördern, während die andere ruht und nur Unreinheiten herausfiltert. Im wachen Zustand wechseln sich diese Aufgabenbereiche zyklisch alle zwei bis vier Stunden ab. Man kann selbst herausfinden, welche Seite gerade »in Betrieb« ist, indem man sich ein Nasenloch zuhält.

Bei der Nasenatmung im gesunden Zustand entsteht, im Vergleich zur Mundatmung, ein deutlich größerer Widerstand für die Luft, die Luftmenge wird dadurch um ungefähr 50 Prozent herabdosiert. (Sie können dies selbst feststellen, wenn Sie von Nasen- auf Mundatmung umstellen.) Dies bewirkt einen Druckunterschied zwischen dem äußeren Nasenbereich und der Lunge, der für eine effiziente Atmung äußerst wichtig ist.

Es ist interessant, daß es dieser fehlende Widerstand war, den Jeff als so störend empfand, als er nach seiner Operation zur Mundatmung gezwungen war. Glücklicherweise verstopfen nur wenige Chirurgen die Nasenlöcher nach einer Operation.

**Schlaf und eine verstopfte Nase**

Wenn man auf einer Seite schläft, neigt das untere Nasenloch zur Verstopfung, während das obere die Atemarbeit übernimmt. Kopf und Körper drehen sich von Zeit zu Zeit auf die andere Seite, damit die beiden Seiten sich abwechseln. Diese Abwechslung gehört zu einem gesunden, erholsamen Schlaf; die Zyklen verändern sich entsprechend den Schlafmustern.

Schlafen in nur einer Position kann zu Verkrampfungen führen, zur Nackensteife, zu unregelmäßigem Atmen, Rückenschmerzen und mangelhafter Erholung. Zuviel Herumdrehen und Umsichschlagen führt ebenfalls zu unruhigem, schlechtem Schlaf. Hierzu kommt es häufig bei eingeschränkter Nasen- und Atemfunktion, wie jeder bestätigen kann, der schon einmal unter einem Schnupfen gelitten hat.

> **Chronisches Schnarchen, verbunden mit Atemunterbrechungen während des Schlafens und Schläfrigkeit tagsüber, muß genauer untersucht werden. Wer darunter leidet, sollte darüber mit dem Hausarzt sprechen.**

Lange Abschnitte mit ungenügendem Schlaf in der Nacht führen zu einer Vielzahl an Problemen, von Spannungen und Ängsten, unruhigem Träumen oder Alpträumen über Konzentrationsmangel bis hin zu chronischen Atemfrequenzstörungen und dem generellen Gefühl, unter Streß zu stehen.

Mit geschlossenem Mund zu schlafen kann sich als schwierig erweisen. Wenn man wirklich entspannt ist, dann entspannen sich auch die Kiefernmuskeln, und der Mund öffnet sich. Dagegen läßt sich wenig machen, außer man trägt einen Kinn- und Schnurrbarthalter wie Monsieur Poirot oder klebt sich die Lippen mit Pflaster zusammen, wie es Buteyko-Praktizierende empfehlen. Versuchen Sie zumindest, bei Nasenatmung einzuschlafen. Machen Sie sich keine Sorgen, wenn Sie mit einem trockenen Mund aufwachen – sofern Sie gut geschlafen haben und sich munter fühlen. Nasenpflaster, die man außen an den Nasenflügeln anklebt, um diese zu erweitern, können sehr dabei helfen, sich an Nasenatmung im Schlaf zu gewöhnen.

## Medikamentöse Behandlung

Wenn die Nase verstopft ist, werden die Nasennebenhöhlen zu bevorzugten Bereichen für Entzündungen und Infektionen. Bei dafür anfälligen Personen kommt es durch das Einatmen entsprechender Erreger zu Nasenkatarrh, Heuschnupfen oder auch zu chronischer Sinusitis. Zurückbleibender Nasenschleim birgt das Risiko einer Infektion der tieferliegenden Atemwege und der Lunge. Eine Kombination aus allergischen Reaktionen und chronischen Entzündungen kommt häufig vor und kann sich als schwer heilbar erweisen.

> Ein zu heftiges Nasenschnauben kann zu Nebenhöhlen- und Ohrenbeschwerden beitragen. Um Schäden von den Nasen- und Gehörgängen abzuwenden, die mit dem Innenohr verbunden sind, hält man beim Naseputzen am besten das eine Loch zu, während man durch das andere sanft ausschnaubt. Machen Sie es Ihren Kindern vor.

Das Abklären von Problemen der Nase und ihrer Nebenhöhlen verlangt viel detektivische Arbeit und Geduld. Bei chronischen Problemen empfiehlt sich eine Ultraschalluntersuchung. Nur wenig teurer als Röntgen, gibt diese Untersuchung erheblich deutlicher den Zustand von Nase und Nebenhöhlen wieder. Sie und Ihr Arzt können dann bei den Überlegungen zu einer Behandlung sehr viel gezielter vorgehen als bei einem dem Zufall überlassenen Versuch mit den verschiedensten (überflüssigen) Sprays oder Tropfen, in der blinden Hoffnung auf ihre Wirksamkeit.

Wenn Ihnen der Arzt eine medikamentöse Nasenbehandlung verschreibt, informieren Sie sich genau, warum, wogegen und wie Sie das Mittel anwenden sollen, und fragen Sie nach möglichen Nebenwirkungen. Es lohnt sich, für eine kurze Zeit Unannehmlichkeiten zu ertragen, wenn sich dafür eine langanhaltende Erleichterung einstellt.

Medikamente für die Nase lassen sich in zwei Gruppen unterteilen:

- Erleichterung für eine kurze Zeit bringen Mittel, welche die Nasenschleimhäute abschwellen lassen. Sie dürfen über einen begrenzten Zeitraum angewendet werden. Bei dauernder Anwendung kommt es zu einer noch stärkeren Verstopfung der Nase.
- Vorbeugende Mittel haben eine langanhaltende Wirkung gegen Entzündungen und Allergien. Sie bestehen normalerweise aus organischen Steroiden, die – bei minimaler Beeinträchtigung des übrigen Körpers – lokal auf die Nasenschleimhäute wirken. Eine regelmäßige Anwendung über einen langen Zeitraum ist wichtig, um die größtmögliche Wirkung zu erzielen.

Beide Mittel gibt es als Tropfen, Sprays und zum Inhalieren. Manchmal ist es ratsam, das Mittel zu wechseln, wenn es keine Wirkung zeigt.

Rezeptfreie Medikamente aus der Apotheke helfen bei jahreszeitbedingten Allergien. Antibiotika kann Ihnen der Arzt bei bakteriellen Infektionen verschreiben (sie müssen über den gesamten vorgegebenen Zeitraum eingenommen werden).

Des weiteren bieten sich Ultraschall-Elektrotherapie, Akupressur und Akupunktur als Behandlung an (einen Versuch wert für den Fall, daß Sie etwas gegen Medikamente haben).

**Alternative Behandlungsmethoden**
Es gibt einige alte, preiswerte Hausmittel, die sich in einer frühen Infektionsphase als sehr wirksam erweisen können. Versuchen Sie es beispielsweise mit Dampfinhalationen mit Eukalyptusöl oder Tigerbalsam. Sprechen Sie mit Ihrem Apotheker, er kann Ihnen dafür entsprechend geformte Inhalationstrichter anbieten. Diese sind für Kinder, Ältere und Behinderte sicherer als offene Schüsseln. Um Ihr Haar zu schützen, sollten Sie eine Duschhaube aufsetzen.

---

**Nasenspülung**
Diese Art der Nasenreinigung ist eine einfache, billige und wirksame Methode. Lösen Sie einen Teelöffel Salz und einen Teelöffel Natron in einem großen Glas mit heißem, gekochtem Wasser auf. (Das Salz hilft gegen angeschwollene, nässende Nasenschleimhäute, und das Natron wirkt wie Teflon: nichts kann haften bleiben.) Füllen Sie die Lösung in ein gründlich gereinigtes Sprühfläschchen, und schütten Sie den Rest fort.

Wenden Sie dieses Mittel morgens und abends an. Sprühen Sie es in die Nasenlöcher, bis Sie es hinten im Rachen spüren. Die Haltung von Kopf und Flasche sollte eine möglichst gründliche Durchfeuchtung gewährleisten. Ziehen Sie leicht durch die Nase hoch, räuspern und spucken aus.

Lassen Sie sich in Reformhäusern beraten. Dort gibt es viele Medikamente auf natürlicher Basis, die helfen können. Da sie oft teuer sind, erkundigen Sie sich nach informierender Lektüre, um sie auch richtig anzuwenden.

Körperliche Betätigung ist eine weitere Behandlungsmöglichkeit. Kräftiges Abrollen über die Ferse beim Joggen oder flotten Gehen stimuliert die Vibration der Nasennebenhöhlen. Die Nasengänge erweitern sich, und mit verstärkter Sauerstoffaufnahme und Blutzirkulation lösen sich auch Verstopfungen der Nasengänge.

Ziehen Sie außerdem einige äußerliche Gründe für Nasenverstopfung in Betracht, und überlegen Sie, wie sie sich beseitigen oder vermeiden lassen:

- Allergien
- umweltbedingte Belastung (verrauchte Kneipen, staubige und schmutzige Arbeit)
- körperliche Beeinträchtigungen (Polypen oder Verletzungen)

Denken Sie auch an innerliche Ursachen.

Bei chronischen Atembeschwerden versucht das Atmungszentrum Ihres Gehirns, Sie zu vermehrtem Einatmen anzuhalten, und der Mund ist dafür der einfachste Weg. Leider ist die Luft, die über den Mund eingeatmet wird, weder vorgewärmt noch gefiltert oder angefeuchtet. Die Nase wirkt wie eine natürliche Klimaanlage.

Das Wiedererlernen der Nasenatmung kann zu Beginn sehr ungewohnt sein. Wenn Ihnen die Umstellung nicht gelingen will, sollten Sie Hilfe suchen: gehen Sie Ihrer Lunge zuliebe zu einem auf Atemtechnik spezialisierten Physiotherapeuten. Der

Was ist eine »richtige« Atmung?

gesunde Zustand der Nase ist für die Wiedergewinnung eines normalen Atemrhythmus und einer besseren Gesundheit von größter Wichtigkeit.

*Das Umwerfendste an dem neu gelernten Atmen durch die Nase war, daß ich auf einmal richtig küssen konnte. Mein Freund gestand mir, sonst sei es immer so gewesen, als ob er einen japsenden Goldfisch küsse! Auch mein sexuelles Erleben überhaupt ist viel schöner geworden, weil ich mich allgemein wohler fühle. Ich habe gar nicht gewußt, was ich alles versäumt habe.*

Emma, 26

## 4. Wodurch kommt es zu Hyperventilation?

*Es ist fast ein Statussymbol geworden, wie viele Stunden man in der Woche arbeitet. Ich und viele meiner Zeitgenossen kommen auf eine Sechzig-Stunden-Woche, und ich gebe zu, daß wir dazu neigen, damit anzugeben. Aber der Druck, dem man sich damit aussetzt, ist geradezu tödlich.*

Dave, 37

Das Atemzentrum im hinteren Hirnbereich reagiert auf Signale aus verschiedenen Körperregionen sowie aus dem Großhirn beziehungsweise aus der Hirnrinde. Nach einigen hastigen Atemzügen, beispielsweise wegen einer starken Anstrengung, bei heftigen Emotionen oder in Gefahr, senkt das Atemzentrum die Zahl der Atemzüge allmählich, während es im Körper wieder zu einem ausgewogenen Gasaustausch kommt.

Im Fall langwährender Streßsituationen paßt sich das Atemzentrum dagegen mit der Zeit an niedrigere oder schwankende Kohlendioxid- und erhöhte Alkaliwerte im Blut an. Dabei kann in verschiedenen Körperbereichen ein starkes Gefühl von Unbehagen entstehen, doch das Atemzentrum unterdrückt rigoros alle eingehenden Alarmsignale und gibt den Lungen weiterhin den Befehl, tief und schnell zu atmen.

Anlaß dazu können Lungenkrankheiten geben, bei denen es

zu Störungen im Atemfluß kommt, wie zum Beispiel bei Bronchiektase oder Tuberkulose, oder Operationen im Brustraum. Auch Erkrankungen wie Lungenentzündung, Infektionen der Atemwege, Virusinfektionen und Drüsenfieber können diese Störungen auslösen.

Das Hyperventilationssyndrom tritt zudem häufig bei heftigen Emotionen auf, besonders bei:

- Tod des Lebenspartners, eines geliebten Menschen oder Verwandten
- Trennung oder Scheidung
- Verlust des Arbeitsplatzes
- Veränderungen von Status oder Lebensalter (Pubertät, Altern)
- Umzug in eine fremde Stadt
- Leben in einem Kriegs- oder Krisengebiet

Auch körperliche Übungen können Anfälle von Hyperventilation hervorrufen, wenn der Streß sehr groß und der Fitneßgrad niedrig ist.

### Wie fühlt man sich bei Hyperventilation?

Typische Aussagen von HVS-Betroffenen lauten:

- »Ich dachte, ich würde ohnmächtig werden. Es schien mir unmöglich, weiterzuatmen.«
- »Ich scheine nie genug Luft zu bekommen.«
- »Ich bin seit der Operation nicht mehr derselbe Mensch.«

# Wodurch kommt es zu Hyperventilation?

- »Ich dachte wirklich, ich würde den Verstand verlieren.«
- »Ich dachte, ich müßte sterben.«

Bei plötzlichen Anfällen nehmen Betroffene im allgemeinen weniger ihre Atmung im oberen Brustbereich wahr als vielmehr ihre Ängste und seltsamen Symptome, wie zum Beispiel Benommenheit, Kribbeln in den Fingern und Lippen sowie Panikvorstellungen.

Wer zu seinem Arzt eilt, erhält nach einer gründlichen Untersuchung vielleicht ein leichtes Beruhigungsmittel und die Versicherung, daß »alles in Ordnung« ist. Bei einigen genügt dies, und ihr Zustand normalisiert sich. Andere dagegen, die immer wieder ihre seltsamen und erschreckenden Symptome verspüren, sehen sich veranlaßt, das Schlimmste anzunehmen: Herzanfall! Gehirntumor! Organkrebs!

Sobald sich eine Atemweise über den oberen Brustbereich und vom Zwerchfell fort konsolidiert, entstehen weitere beunruhigende Symptome, und ein schlimmer Teufelskreis beginnt.

## Ist Hyperventilation weit verbreitet?

Die kurze Antwort lautet: Ja.

Eine Gruppe europäischer Forscher hat das Hyperventilationssyndrom als »schleichende Epidemie« bezeichnet. Zahlen aus Großbritannien geben Grund zu der Annahme, daß nahezu 40 Prozent der Patienten in ärztlichen Wartezimmern unter gestörter Atemweise leiden. Andere Spezialisten gehen von 50 bis 70 Prozent von Patienten mit ständig erhöhter Atmung aus. Verschiedene Untersuchungen von Notaufnahmen in Herz-

Kreislauf-Stationen wegen akuter Schmerzen in der Brust ergaben, daß bei 30 bis 40 Prozent der (vermuteten) Opfer von Herzanfällen mit ihrem Herzen alles absolut in Ordnung war.

**Die Gefahren zu heftiger Atmung**

- Bei gewohnheitsmäßiger Atmung durch den Mund kommt es zu einer Anfälligkeit der oberen Atemwege, mit dem Risiko, häufiger an Infektionen dieser Atemwege zu erkranken. Ein typisches Zeichen von Hyperventilation ist ständiges, zwanghaftes Räuspern.
- Chronische Hyperventilationsatmung löst eine Erhöhung der Histaminwerte im Blut aus. Feuchte Hände und gerötete Wangen sind die Anzeichen dafür. Menschen mit Asthma, Heuschnupfen, Nahrungsmittelallergien und Hautirritationen verspüren eine Verschlimmerung ihrer Symptome.
- Aufgrund von Hyperventilation und Stoffwechselstörungen kommt es zu vermehrten Schmerzzuständen mit Steifheit, Schmerzen und Verspannungen in den Muskeln, Sehnen und Gelenken.
- Symptome, die Herzbeschwerden gleichen, wie Herzklopfen, Engegefühl oder Schmerzen in der Brust, können ohne weiteres starke Ängste auslösen.
- Konzentrationsstörungen, Kopfschmerzen oder Beeinträchtigungen des Erinnerungsvermögens mindern das Selbstvertrauen, besonders wenn die Arbeit darunter leidet.
- Geschlechtsverkehr kann – für beide Partner – zu einem Alptraum werden, wenn die schwere Atmung zu einer Panikattacke führt.

## Wodurch kommt es zu Hyperventilation?

- Hyperventilation wird oft begleitet von intensiven oder schlechten Träumen und Schlafstörungen, wodurch es rund um die Uhr zu Anspannung und Erschöpfung kommt.

Nahezu jedes System des Organismus wird in Mitleidenschaft gezogen. Die unbarmherzigen Symptome treiben das verunsicherte Atemzentrum dazu, Höchstleistung zu fordern, und der Kreislauf ist komplett. Das Hyperventilationssyndrom läßt den Ängsten, Symptomen und der Ratlosigkeit der Betroffenen, ihrer Familien und Freunde die Zügel schießen.

*Es war mir ein Rätsel, warum Susie, die früher so extrovertiert und voller Energie gewesen war, sich in einen furchtsamen, müden Schatten ihres früheren Selbst verwandelt hatte. Ich gebe zu, ich war nicht sehr einfühlsam. Gegenüber den Kindern war ich kurz angebunden. Ich hatte keine Ahnung, was man tun oder an wen man sich wenden könnte.*

Edward, 40

# 5. Was kann man gegen Hyperventilation tun?

*Innerhalb von zwei Monaten kam ich sechsmal mit Brustschmerzen und hastiger Atmung in die Notaufnahme. Ich verspürte ein heftiges Kribbeln, und jedesmal war mir übel. Ich machte eine Menge verschiedener Tests mit, und es lag nichts vor. Beim letztenmal diagnostizierte ein Arzt, dem ich zuvor noch nicht begegnet war, sofort Hyperventilation und schickte mich zur Physiotherapie.*

Mele, 42

Bislang gibt es zwar noch keinen zuverlässigen Labortest, um eine Hyperventilationssyndrom-Diagnose bestätigen zu können, aber wenn sich nach einer sorgfältigen Untersuchung andere organische Krankheiten ausschließen lassen, kann Ihr Arzt auf verschiedene Weise HVS feststellen.

Aufgrund sorgfältiger Beobachtung konstatiert er möglicherweise unregelmäßige oder rasche Atmung oder auch Anzeichen, daß der Sympathikus im Organismus überwiegt (schneller Puls, Schwitzen, Schreckhaftigkeit).

Außerdem können Sie den »Gedanken-Test« machen, bei dem die Atemfrequenz aufgezeichnet wird, während Sie sich zu Symptomen und Ängsten äußern. Die meisten Menschen können sich an einen streßreichen Vorfall erinnern, der, wenn sie daran zurückdenken, ihre jeweiligen Symptome zum Teil noch einmal auslöst, zusammen mit einer erhöhten Atemfrequenz oder Seufzen.

Vielleicht wird man Sie dem Zwölf-Atemzüge-Test unterziehen wollen, einem Test mit absichtlich überhöhter Atmung. Zur Verblüffung vieler Betroffener kann dies genau die belastenden Symptome hervorrufen. Der Test ist zwar kein akkurates diagnostisches Mittel, aber für das Verständnis des Patienten hilfreich.

Es gibt im wesentlichen drei Arten von Brustschmerz, die beim Hyperventilationssyndrom auftreten.

- Starke Schmerzen beim Einatmen, häufig genau unterhalb der linken Brust. Sie werden verursacht durch Druck vom Magen, der wegen »Luftschlucken« aufgebläht ist, auf das Zwerchfell. Damit kommt es zu Krämpfen des Zwerchfells und zu Schmerzen.
- Dumpfer Schmerz des äußeren Brustkorbs, ähnlich einem Muskelkater und häufig nach Sport. Grund dafür ist die Überdehnung der Zwischenrippenmuskulatur sowie der nächstliegenden Muskeln oder auch das Herz selbst, das heftig von innen gegen den Brustkorb schlägt.
- Heftiger Schmerz hinter dem Brustbein, der in das Genick und die Arme ausstrahlt. Dies geschieht bei einer aufgrund der veränderten Zusammensetzung des Blutes verminderten Blutzufuhr zum Herzen, was wiederum die Herzkranzgefäße belastet.

Leider lassen sich alle drei Arten von Schmerz nicht leicht auf Verlangen hervorrufen: Die unterschiedlichen Stressoren (physische, soziale und emotionale), die in Kombination mit einer Hyperventilation Brustschmerz verursachen, treten in der Regel nicht in dem geschützten Umfeld einer vertrauten Arztpraxis auf.

Es gibt andere, technisch hochspezielle Diagnosemethoden, aber da der Sauerstoffgehalt im Blut von HVS-Betroffenen schwankt, kann es schwierig sein, anhand von nur einem Test das Problem zu erkennen. In den meisten Fällen geht es darum, herauszufinden, welche Ursachen ausgeschlossen werden können. Wenn der Arzt Sie auf Hyperventilation testen soll, muß er über Ihren bedrückenden Allgemeinzustand Bescheid wissen.

Es mag sich beruhigend anhören, wenn es heißt: »Gehen Sie ruhig, Ihnen fehlt gar nichts«, aber das funktioniert nur, bis die Symptome wieder auftauchen – und dann scheinen sie oft nur noch schlimmer zu sein. Wenn Ihnen niemand glaubt, daß Ihre Symptome echt sind, heißt das dann, daß Sie sich das alles nur einbilden oder – schlimmer noch – unheilbar krank sind?

Bei Menschen, die unter Asthma, Herzbeschwerden oder chronischen Schmerzen leiden, können sich die Symptome durch eine immer wieder auftretende Steigerung der Atemfrequenz noch verschlimmern. Anstatt die Hyperventilation zu erkennen, überschütten ihre Ärzte sie dann häufig mit zusätzlichen Medikamenten gegen ihre Grunderkrankung. Dies kann nicht weiter überraschen, da die ärztliche Ausbildung der letzten Jahre sich nur nebenbei mit dem Thema Hyperventilation befaßt hat, normalerweise im Zusammenhang mit der akuten Phase. Dies führt zu einer symptomorientierten Diagnostik. Ärzte behandeln oft nur die jeweiligen HVS-Symptome, anstatt die ihnen zugrundeliegenden Beschwerden – als würde man eine Hautlotion gegen Gelbsucht verschreiben.

## Wo anfangen?

Ein Arzt hat das Hyperventilationssyndrom einmal als »Diagnose, die um Beachtung bettelt« bezeichnet. Wenn es einmal erkannt worden ist, gibt es eine Reihe von Behandlungsmethoden, zu denen Ihr Arzt Ihnen raten kann.

### Medikamente

Die am häufigsten verschriebenen Medikamente sind Beruhigungsmittel, die sich auf kurze Sicht als Lebensretter erweisen können, auf den eigentlichen Auslöser für die Hyperventilation jedoch nicht einwirken.

Ihre Langzeitanwendung birgt das zusätzliche Risiko von Abhängigkeit und Sucht – und damit von einem weiteren Verlust an Selbständigkeit.

Die Vergabe von Antidepressiva, die in der Regel zu keiner physischen Abhängigkeit führen, sind es wert, in Betracht gezogen zu werden, wenn die Gefahr von Ängsten und Phobien besteht und die Handlungsfähigkeit beeinträchtigt wird. Man kann sie als »chemische Ferien für das Allgemeinbefinden« bezeichnen: Sie bewirken einen Anstieg des stimmungsaufhellenden Serotonins, das durch Streß vermindert worden ist. Antidepressiva können Schutz vor dem Sturm bieten, einen Freiraum, um wieder zu einem normalen Atemrhythmus zu gelangen, und damit ein effektiver Erholungsfaktor sein.

### Physische Behandlungsstrategien

Wer über eine längere Zeit in der Atmung beeinträchtigt ist, kann mit Hilfe von Physiotherapie sowohl die richtige Atmung trainieren als auch etwas gegen die komplexen physischen Nebenwirkungen tun, die durch HVS und seine Symptome entstehen. Im allgemeinen kommen dazu noch skeleto-muskuläre Probleme, die einer besonderen Behandlung bedürfen. Brustatmung verlangt zusätzliche Anstrengung seitens der Hilfsmuskulatur, der eigentlich nur eine Stützfunktion zugeordnet ist. Symptome wie Kopfschmerzen, starke Rippenschmerzen, Steifheit sowie Muskelkater in Nacken und Schultern sind die Folge und tragen noch weiter zum allgemeinen Unwohlsein bei. Eine Behandlung über die »physische Schiene« führt zu einer Stabilisierung der oberen Brustmuskulatur.

**Mentale Behandlungsstrategien**
Manche chronischen Hyperventilierer entwickeln Vermeidungsstrategien und versuchen, die Symptome zu kontrollieren, indem sie ihre Umgebung unter Kontrolle haben. Die ständige Angst, alles kontrollieren zu müssen, kann jedoch Phobien auslösen, beispielsweise:

- die Angst, von daheim fort zu sein (Agoraphobie)
- die Angst vor geschlossenen Räumen (Klaustrophobie)
- die Angst, zu verreisen, sei es mit dem Auto oder mit dem Flugzeug

Auch Angst vor Sexualität kann auftreten, weil Symptome befürchtet werden oder man Angst hat, zu versagen oder mit starken Gefühlen nicht zurechtzukommen. Im Fall eines Andauerns dieser Probleme empfiehlt es sich, psychotherapeutische oder psychologische Hilfe zu suchen.

## Besser atmen – der Weg

Über die oben aufgeführten Möglichkeiten hinaus gibt es noch eine weitere Behandlungsmethode, die einfach ist, jedoch – wie meistens in solchen Fällen – die Bereitschaft zu Veränderungen voraussetzt. Die sechs Stufen auf dem Weg, der im folgenden zweiten Teil erläutert wird, knüpfen im einzelnen an die Buchstaben des Wortes »besser« an und weisen auf wichtige Aspekte zur Gesundung hin.

| | |
|---|---|
| B | Bewußt atmen |
| E | Eigene Person wertschätzen |
| S | Sich entspannen |
| S | Sprechen |
| E | Engagiert und aktiv sein |
| R | Ruhen und schlafen |

Lesen und entdecken Sie im zweiten Teil dieses Buches, wie sich das Hyperventilationssyndrom überwinden und eine normale Atmung (mit einem ausgewogenen Gehalt an Sauerstoff und Kohlendioxyd im Blut) wiederherstellen läßt, und sehen Sie, was es für Möglichkeiten gibt, um die Auslöser der Probleme in den Griff zu bekommen. Verwenden Sie die Tabellen im Anhang, um Ihre Fortschritte festzuhalten. Und wenn Sie einmal nicht weiterwissen: ausatmen!

# Was kann man gegen Hyperventilation tun?

*Bei dieser Atemsache geht es darum, ein paar von den Dingen abzuschütteln, die uns ebensosehr einengen, wie die Korsetts unsere Großmütter einschnürten. Dabei müssen wir bereit sein, uns auf etwas einzulassen, das in uns schlummert und doch leicht zugänglich ist, wie ein Echo aus der Kindheit ...*

Pru, 55

Teil 2

# Besser atmen – der Weg

## 6. Bewußt atmen

*Der wichtigste Schritt war, mit täglichen Übungen anzufangen. Eigentlich keine große Sache – fünf Minuten Bauchatmung, dabei Konzentration auf das Ausatmen und die lokkere Pause vor dem erneuten Einatmen. Zu Anfang fiel mir das unwahrscheinlich schwer. Doch mit der Zeit wurde es so einfach und selbstverständlich wie die Morgentoilette. Aus den fünf Minuten wurden unversehens zehn, ja sogar zwanzig Minuten.*

Jenny, 54

Menschen mit chronischer Hyperventilation und gestörter Atemfrequenz brauchen viel Geduld, Konzentration sowie regelmäßige Übungen, um wieder zu einem geregelten Atemrhythmus zu finden. Manchen fällt dies leichter, während es bei anderen Monate, manchmal sogar bis zu einem Jahr dauern kann, bis sie frei von Symptomen sind. Es mag zwar zu Beginn Mühe kosten, aber der bewußte Versuch, eine normale Atemfrequenz wiederherzustellen, ermöglicht es dem Atemzentrum im Gehirn, von seiner Übersteuerung zur Normalität zurückzuschalten.

Die folgenden einfachen Techniken werden Ihnen zu einer guten Atmung verhelfen, auch wenn Sie vielleicht zusätzliche Unterstützung benötigen werden. Ein Termin bei einem Atemspezialisten bietet eine gute Möglichkeit, herauszufinden, welche Probleme sich bei Ihrer Skelettmuskulatur oder Körperhaltung entwickelt haben, und Strategien zu erarbeiten, um mit Spannungen und Streß zurechtzukommen. Ein Vorgehen unter Anleitung fällt erheblich leichter.

Die vier grundlegenden Schritte beim Wiedererlernen einer geregelten Atmung sind:

- falsche Atemmuster zu erkennen
- langsame Zwerchfellatmung durch die Nase zu erlernen
- den oberen Brust- und Schulterbereich zu entspannen
- zu einem normalen Atemvolumen und -rhythmus (zehn bis vierzehn Atemzüge in der Minute) zu finden

### Viel Luft statt tiefe Züge

Von klein auf, häufig schon in der Schule, lernen wir, die Brust vorzustrecken und den Bauch einzuziehen wie Soldaten oder Schauspieler in *Baywatch*. Bitten Sie einmal jemanden, tief Luft zu holen – höchstwahrscheinlich wird er den Brustkorb aufblasen und *viel* anstatt bis *tief* in den Bauchbereich einatmen.

Versuchen Sie es einmal. Stellen Sie sich vor einem Spiegel, und legen Sie eine Hand zwischen Rippen und Nabel auf Ihren Bauch. Dann legen Sie die andere Hand auf Ihr Brustbein, direkt unter den Schlüsselbeinen. Holen Sie tief Luft, und achten Sie auf folgende drei Dinge:

- Welcher Brustbereich hat sich als erstes gehoben?

Bewußt atmen

- Welcher Bereich hat sich am meisten gewölbt?
- Haben Sie durch die Nase oder den Mund eingeatmet?

Wenn Sie durch die Nase eingeatmet haben, dann hat sich zuerst Ihr Bauch vorgewölbt, während Sie nur eine leichte Bewegung im Brustbereich spürten. Sie haben wirklich tief hinab eingeatmet, wie es dem natürlichen Atmungsverhalten entspricht.

Wenn Sie rasch durch den Mund eingeatmet haben, dann konnten Sie sehen und fühlen, wie sich Ihr oberer Brustbereich zuerst hob, während sich der Bauch nur wenig oder gar nicht bewegt hat. Vielleicht haben Sie ihn sogar eingezogen. In diesem Fall leiden Sie höchstwahrscheinlich unter einem gestörten Atmungsverhalten.

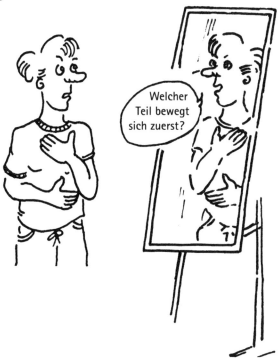

## Strategien für das Erlernen einer richtigen Atmung

Am besten beginnen Sie die Übungen, indem Sie sich bequem auf den Rücken legen. Dadurch können Sie den ganzen Körper entspannen und alle Reflexe ausschalten. Die meisten Menschen finden es einfacher, sich in dieser Position auf die Bauchatmung zu konzentrieren und das natürliche Atemmuster wieder zu erlernen. Die Bauchatmung im Liegen in den Griff zu bekommen erleichtert den Übergang zur Atmung im Sitzen und Stehen.

Legen Sie sich ein Kissen unter den Kopf und die Kniekehlen, und konzentrieren Sie sich auf das Ausatmen. Vielleicht hilft es am Anfang, die Arme hinter dem Kopf zu verschränken, um die Muskeln im oberen Brustbereich zu entspannen. Lassen Sie die Luft ohne Druck aus Ihrer Brust »herausfließen«. Atmen Sie langsam durch die Nase ein und genauso auch gleich wieder aus. Es ist äußerst wichtig, daß dabei die Schulter- und obere Brustmuskulatur locker bleibt.

Halten Sie den Mund geschlossen und die Kiefermuskeln unverkrampft, und ziehen Sie die Luft leicht durch die Nase ein, während Sie die Bauchmuskeln entspannen und die Bauchdecke sich hebt. Lassen Sie den Atem gleich wieder los, so daß das elastische Zusammenziehen von Zwerchfell und unterem Brustraum die Luft ohne Anstrengung wieder entweichen läßt.

Beginnen Sie mit sehr leichter Bauchatmung. Achten Sie darauf, nach dem Einatmen gleich wieder auszuatmen. Halten Sie den Atem nicht an, und bleiben Sie nach dem Ausatmen locker. Sollten Sie das Bedürfnis haben, stark einzuatmen, widerstehen Sie dieser Versuchung. Denken Sie daran: Wenn Sie viel Luft einatmen, werden Sie auch viel ausatmen und damit den Kohlendioxydgehalt des Bluts weiter herabmindern.

> Wenn Ihnen schwindlig wird, dann ist dies ein Anzeichen dafür, daß Sie immer noch zu viel Luft holen, anstatt moderat und tief hinab zu atmen. Legen Sie Ihre Hände wie einen Napf über Mund und Nase, und atmen Sie die mit Kohlendioxyd angereicherte Luft fünf oder sechs Züge lang noch einmal ein. Danach machen Sie eine Pause. Wiederholen Sie dies, bis das Schwindelgefühl vergangen ist.

Wiederholen Sie im stillen: »Mund zu, Kiefer locker, Atmung langsam und bis in den Bauch hinein.« Dieses mentale »Mantra« fördert die Konzentration. Stellen Sie sich ein Gummiband um Ihre Gürtellinie vor, das sich beim Einatmen dehnt. Oder stellen Sie sich vor, Sie würden in Ihren (losen) Gürtel oder Hosenbund hinein atmen. Überprüfen Sie mit den Händen die Hebungen des Brustkorbs.

Machen Sie diese Übung mindestens zehn Minuten lang. Regelmäßige Wiederholungen sind wichtig.

**Der Zeitfaktor**

Sobald Sie sich an dieses Atemverhalten gewöhnt haben, beobachten Sie die Frequenz der Atemzüge. Zählen Sie die Züge eine halbe Minute lang mit Hilfe des Sekundenzeigers einer Uhr (einmal ein- und ausatmen gilt als ein Zug). Setzen Sie sich zum Ziel, ungefähr zwölf Züge pro Minute zu tun, also sechs in einer halben. Wenn Sie weit darüber liegen, unterbrechen Sie die Übung für ein paar Minuten und entspannen sich. Atmen Sie dagegen sehr viel langsamer, dann versuchen Sie, weniger einzuatmen – und dabei locker zu bleiben.

Die entspannte Pause nach jedem Ausatmen ist ein Zeichen dafür, daß dieses länger währt als das Einatmen. Bei Menschen mit Atembeschwerden wie Asthma oder ähnlichen chronischen Krankheiten kann das Ausatmen noch länger dauern als bei anderen – dies ist normal.

**Regelmäßiges Üben**
Üben Sie die neue, langsame, tiefreichende Atemweise in der Seitenlage, im Sitzen und Stehen. Bringen Sie Ihre Atmung in Einklang mit Ihren Bewegungen beim Gehen oder Treppensteigen, das heißt, atmen Sie zum Beispiel zwei Schritte lang ein und drei Schritte lang aus.

Wenn Sie gewohnt waren, durch den Mund und in den oberen Brustbereich zu atmen, dann wird Ihnen das Atmen durch die Nase und in den Bauch zunächst seltsam erscheinen. Manche beschreiben es als »von hinten nach vorne atmen«. Andere berichten von unangenehmen Gefühlen und dem Bedürfnis, nach Luft zu schnappen. Dies zeigt jedoch, daß Sie Fortschritte machen: Ihr Atmungszentrum wird dazu angeregt, normale Kohlendioxydwerte zu akzeptieren, wogegen es sich wehrt, indem es Sie zu verleiten versucht, wieder viel statt tief in den Bauch Luft zu holen.

Es kann lange dauern und viel Training brauchen, bis Ihr Zwerchfell gestärkt ist und verläßlich arbeitet sowie bis Ihr Atemzentrum wieder normale Sauerstoff- und Kohlendioxydwerte im Blut akzeptiert. Haben Sie Geduld mit sich, wenn Sie wieder einmal in den unregelmäßigen Atemrhythmus verfallen. Konzentrieren Sie sich einfach darauf, beim nächsten Atemzug wieder richtig Luft zu holen.

> Wenn Sie Atemnot verspüren:
> Anhalten – überprüfen Sie Ihren Brustkorb
> Locker halten – entspannen Sie Schultern und oberen Brustbereich
> Zusammenfalten – lockern Sie den ganzen Körper
> Nehmen Sie eine Ruheposition ein (siehe Abbildungen), wann und wo immer Sie Atemnot verspüren. Konzentrieren Sie sich auf langsame Bauchatmung durch die Nase.

Stellen Sie den Wecker morgens fünf Minuten früher, legen Sie sich vor dem Aufstehen für einige Minuten auf den Rücken, und üben Sie eine langsame, entspannte Tiefenatmung. Damit legen Sie den Atemrhythmus für den ganzen Tag fest.

Nehmen Sie sich in der ersten Woche täglich morgens und abends die Zeit für zwei zehnminütige Übungseinheiten im Liegen. In der zweiten Woche fahren Sie mit einer Übung täglich fort; nach schlechten Tagen oder in Streßphasen üben Sie wieder zweimal täglich.

Überprüfen Sie tagsüber stündlich Ihren Brustkorb, korrigieren Sie wenn nötig die Atmung und denken dann nicht weiter daran. Regelmäßig wiederholte Übungen sind der beste Weg zur Wiedererlangung eines gesunden Atemmusters – aber übertreiben Sie es nicht.

Wenn Sie zu Bett gehen, legen Sie sich auf Ihre linke Seite und wiederholen das morgendliche Training. So werden Sie leichter einschlafen können.

Je mehr Sie sich wieder an eine richtige Atmung gewöhnen, desto weniger notwendig ist es, den Brustkorb zu überprüfen. In

Bewußt atmen

Ruhepositionen

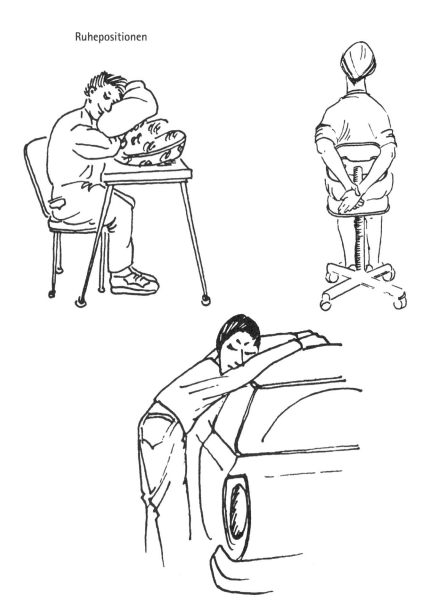

*Bewußt atmen*

Zeiten mit viel Streß ist es dagegen ratsam, Rhythmus und Frequenz der Atmung im Auge zu behalten. Die Beachtung dieser physischen Komponente wird dabei helfen, psychische Probleme und Ängste zu mildern.

### Häufige Fehler und Schwierigkeiten

- Ihr Zwerchfell kann am Anfang etwas verkrampft reagieren, vor allem, wenn es längere Zeit nicht aktiv gewesen ist. Wie jeder andere Muskel, der eine Zeitlang vernachlässigt worden ist, braucht auch das Zwerchfell Aufbautraining.

  Wenn Sie feststellen, daß Sie stoßweise atmen, hilft ein kleiner Widerstand: Ein zwei Kilo schweres Paket Reis, im Liegen direkt unterhalb des Nabels aufgelegt, ist ideal. (Eine Frau fand heraus, daß ihr Bügeleisen dafür hervorragend geeignet war.) Falls Sie zu Sodbrennen neigen, machen Sie diese Übung in halb zurückgelehnter Haltung.

- Wer steroidhaltige Medikamente einnimmt, sollte ganz besonders auf eine Kräftigung des Zwerchfells achten. Ein Verlust der Kondition größerer Muskelgruppen ist hier eine häufige Nebenwirkung und kann auch das Zwerchfell be-

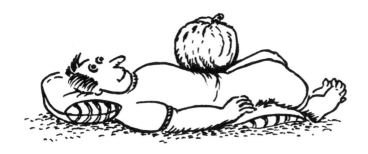

treffen. Kräftigende Übungen können die Muskeln stärken – wenden Sie sich an einen Physiotherapeuten.
- Asthmatiker – Kinder wie Erwachsene – sollten nach einem Anfall ihrer Atmung ganz besondere Aufmerksamkeit schenken, weil die Atemfrequenz dabei völlig chaotisch werden kann. Brust- und Bauchatmung wechseln sich ab und lassen sich kaum kontrollieren. Das ist normal – ein erhöhtes Atembedürfnis während eines Asthmaanfalls ist üblich.

Nehmen Sie eine Ruheposition ein und denken Sie ans »Anhalten – Locker halten – Zusammenfalten«. Dies hilft, Streß und Ängste zu bewältigen, während man darauf wartet, daß die Wirkung der Medikamente einsetzt. Sobald der Anfall vorüber ist, haben die Wiederherstellung einer moderaten Luftaufnahme durch die Nase und die Entspannung des oberen Brustbereichs oberste Priorität.
- Ihr Organismus wird mit allen möglichen Tricks versuchen, Sie wieder zu vermehrter Atmung zu bringen. Vielleicht wird der Drang, zu seufzen, zu gähnen oder nach Luft zu schnappen, manchmal überwältigend erscheinen und sehr unangenehm sein. Denken Sie daran: Dies ist ein Zeichen des Fortschritts – Ihr Atemszentrum versucht verzweifelt, Sie zum Hyperventilieren zu bringen. Mit regelmäßigem und konsequentem Training wird es sich an einen ausgewogenen pH-Wert gewöhnen und die normale Atmung akzeptieren.

Versuchen Sie, dem Drang zur Hyperventilation zu widerstehen, indem Sie kräftig schlucken und anschließend erneut mit einer gemäßigten Atemweise fortfahren.
- Enganliegende Kleidung und fest angezogene Gürtel behindern eine normale Atmung. Tragen Sie lockere Kleider und Hosenträger oder elastische Gürtel.

- Während großer körperlicher Anstrengung ist es normal, durch den Mund zu atmen, um vermehrt Sauerstoff aufzunehmen. Vergessen Sie nicht, danach so bald wie möglich zur Nasenatmung zurückzukehren.
- Viele Menschen machen den Fehler, den oberen Brustraum »aufzublasen«, die Luft dort festzuhalten und zu versuchen, mit Hilfe des Zwerchfells noch mehr Luft aufzunehmen. Eine solche Atmung verschlimmert die Symptome. Genauso wichtig wie eine mengenmäßig moderate, langsame Atmung durch die Nase ist die Entspannung des Schulter- und oberen Brustbereichs. Entspannend bei der Konzentration auf eine gemäßigte Nasenatmung wirkt die Vorstellung, durch die Fersen zu atmen.

Wenn Sie das Gefühl haben, oben in die Brust zu atmen, denken Sie daran:

- den Schultergürtel zu entspannen und eine Ruheposition einzunehmen;
- die Lippen zu schließen, die Kiefer nicht zu verkrampfen und die Schultern hängen zu lassen;
- sich auf moderate Nasenatmung zu konzentrieren, bis Sie wieder zur Ruhe gekommen sind.

*Ich habe mein ganzes Leben verändert, indem ich meine Atemweise umgestellt habe. Es ist ein dramatischer, fast magischer Wandel für mich. Äußerlich betrachtet, ist wohl kaum eine Veränderung auszumachen, aber innerlich fühle ich mich von Tag zu Tag leichter und wohler.*

Jenny, 54

# 7. Die eigene Person wertschätzen

*Als ich mir kürzlich einige fünf oder sechs Jahre alte Fotos anschaute, war ich bestürzt, wie zuversichtlich und selbstsicher ich damals aussah. Dabei wurde mir bewußt, wie schlecht es mir jetzt ging, wie unsicher ich geworden war – ich wußte nie, wie ich mit unterschiedlichen Situationen fertig werden würde. Auf einem neueren Foto hatte ich meine Schultern fast bis zu den Ohren hochgezogen und sah bedrückt aus. Ich hatte wirklich viel an Selbstvertrauen verloren.*

Peter, 31

Die meisten chronischen Hyperventilierer leiden unter einem beeinträchtigten Selbstwertgefühl. Hin und wieder mag es gute Tage geben, aber diese sind oft überschattet von der Furcht vor den schlimmen Tagen. Das zerbröckelnde Vertrauen in sich selbst, die Angst, sich gehenzulassen und Freunde zu enttäuschen, tragen dazu bei, daß das Selbstwertgefühl abnimmt. Starke, positive Gefühle wie Liebe, Glück und Freude werden allmählich verdrängt von Ängsten, (unterdrückter) Wut und Depression.

Während viele Menschen in Zeiten größerer persönlicher Krisen Unterstützung von außen erfahren, finden die Auswirkungen kleiner, angestauter Alltagssorgen oft nur wenig Aufmerksamkeit. Werden diese nicht angegangen, können sie größere Ausmaße annehmen. Es ist sehr wichtig, auf Anliegen, die einen überfordern, auch einmal mit »Nein, tut mir leid ...« antworten zu können.

### Die Macht des Lachens

Wenn Sie sich entspannen und die Dinge im Leben mit einer Prise Humor nehmen, werden Sie feststellen, daß Lachen ein starkes, von unerwünschten Nebenwirkungen freies Heilmittel ist. Lachen tut dem Menschen rundum gut, dem Körper wie der Seele. Ein herzhaftes Lachen befreit den Geist von sich wiederholenden, zumeist negativen Denkmustern.

Eine Gruppe von Forschern hat herausgefunden, daß bei Leuten, die sich lustige Filme anschauen, höhere Werte an Immunglobulinen (Antikörper) nachweisbar sind als bei jenen, die eine langweilige Sendung sehen. Lachen scheint auch den Ausstoß von Streßhormonen wie Adrenalin zu reduzieren und dagegen die Bildung von opiatähnlichen Peptidhormonen anzuregen, ganz so, wie es bei sportlicher Anstrengung der Fall ist. Ein weiterer positiver Effekt ist schließlich die Entspannung, die auf Lachen und Freude folgt.

### Die Wahl der Worte

Um aus dem Teufelskreis von Anspannung – Hyperventilationssymptome – Angstgefühle – weitere Hyperventilationssymptome ausbrechen zu können, bedarf es der festen Entschlossenheit, die eigene Lebenseinstellung ebenso zu ändern wie das Atemmuster. Sprache und Wortwahl spielen dabei eine wichtige Rolle. Streichen Sie Wörter wie »ich sollte eigentlich«, »wenn doch nur«, »was wäre, wenn ...« aus Ihrem Vokabular.

Sich negative Gedanken und Sprachmuster bewußt zu machen, hilft, diese zu vermeiden. Hören Sie sich selbst genau zu. Wenn Sie sich bei Gedanken ertappen wie »Das schaffe ich nie« oder »Immer lasse ich andere hängen«, stellen Sie sich behutsam die Frage: Immer? Nie? – Denken Sie darüber nach.

## Depressionen

Bei chronischen Hyperventilierern ist die Furcht, die Kontrolle zu verlieren, besonders stark. Das führt häufig dazu, daß normale Gefühle zurückgehalten und Liebe, Wärme, Wut oder Kummer nicht ausgedrückt werden. Unterdrückte Trauer, Furcht oder Abneigung führen rasch zu Depressionen und dem Versuch, sich aus dem alltäglichen Leben mit seinen Stolpersteinen zurückzuziehen.

Depressionen sind eine ganz normale Reaktion auf anhaltende Anfälle von Hyperventilation. Wenn ein Mensch ein Leiden hat, das sich nicht operativ oder mit Pillen kurieren läßt, sind Ängste und Depressionen durchaus verständliche Reaktionen auf das ständige Gefühl, den Anforderungen des Alltags nicht gewachsen zu sein. Lediglich die Symptome zu behandeln, ohne der Atmungsstörung Beachtung zu schenken, wird den Betroffenen wenig helfen und nur unser ohnehin schon arg strapaziertes Gesundheitssystem noch mehr belasten.

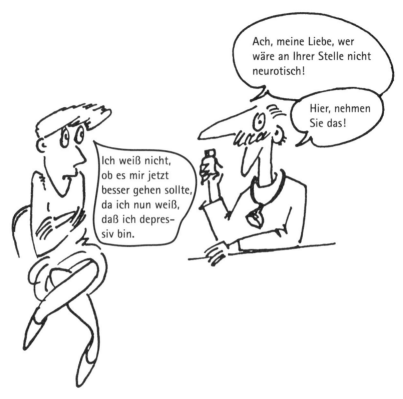

Noch düsterer ist die Aussicht, daß für Atemgestörte mit schwindendem Selbstwertgefühl die Wahrscheinlichkeit, chronisch invalid zu werden, steigt. Wenn ein Patient auf der Suche nach einer Diagnose von einem Spezialisten zum anderen weitergereicht wird und sich ohne Erfolg allen erdenklichen Untersuchungen unterziehen muß, dann ist es nicht weiter verwunderlich, wenn Ängste und Depressionen chronisch werden.

## Streß

Streß ist lebensnotwendig – ohne ihn wären wir tot. Doch zuviel davon kann ebenfalls tödlich enden.

Etwas, was wir bei Streß bewußt kontrollieren können, ist unsere Atmung. Sie hat einen direkten und indirekten Einfluß auf unsere Reaktionen. Werden dagegen zur Belebung nachlassender Energien aufputschende Mittel wie Kaffee, Zigaretten, Alkohol oder medikamentöse Muntermacher eingenommen, sobald das Nervensystem eine Streßattacke signalisiert, kommt es erst recht zu Problemen.

Gute Wege, eine Überreaktion auf Stressoren zu vermeiden, sind:

- zu akzeptieren, daß es nicht der Streß an sich ist, der Schaden anrichtet, sondern die Art und Weise, wie wir damit umgehen;
- sich bewußt zu machen, daß unser gesamter Organismus durch eine übermäßige Atemweise in Mitleidenschaft gezogen wird;
- daran zu denken, daß sich die Atmung auch bewußt kontrollieren läßt, selbst wenn sie zumeist unbewußt geschieht;
- Atemtechniken anzuwenden, die Unausgewogenheiten in der Körperchemie, die durch zu heftiges Atmen ausgelöst werden, vermeiden helfen.

Die Wiederherstellung eines gesunden und starken Selbstwertgefühls hat zur Folge, daß Sie die Reaktionen des eigenen Körpers auf Streß, Müdigkeit und erste Anzeichen von Erschöpfung eher wahrnehmen.

*Die eigene Person wertschätzen*

Denken Sie über Änderungen Ihres Lebensstils nach, um den Streßpegel zu reduzieren. Nehmen Sie sich regelmäßig Zeit für Atemübungen, Entspannung, Massagen, Sport und Schlaf, um den Streßfolgen zu begegnen.

### Körpermechanik und Körperhaltung

Eine gute Körperhaltung ist ein wichtiges Mittel bei der Bekämpfung des Hyperventilationssyndroms. Überprüfen Sie Ihre Haltung regelmäßig: Stellen Sie sich vor, an einem feinen Faden zu hängen, der vom hinteren Scheitelbereich ausgeht. Richten Sie sich gerade auf, damit dieser imaginäre Faden nicht reißt.

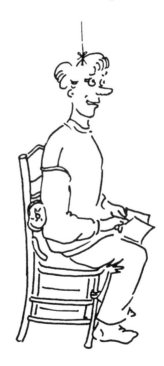

*Die eigene Person wertschätzen*

Setzen Sie sich immer möglichst dicht an die Rückenlehne. Wenn Sie beim Sitzen auf die leichte Biegung im Lendenbereich achten, verhindern Sie, daß der obere Teil der Wirbelsäule nach vorne sinkt und auf den unteren Brustraum und den Bauch drückt. Abgesehen von den »mechanischen« Vorteilen für den Atemprozeß sieht eine aufrechte Haltung – im Sitzen wie im Stehen – gut aus und trägt zu einem gesteigerten Selbstvertrauen bei.

## Mit Freunden reden

Eine große Hilfe bei der Überwindung der Furcht vor HVS ist, mit Personen aus dem Freundes- und Bekanntenkreis über die Krankheit zu sprechen. Erklären Sie die Symptome, wie sie einsetzen und wie Sie damit umgehen. Sie werden überrascht sein, wie viele Menschen die gleichen Erfahrungen gemacht haben.

Das Sprengen der beklemmenden HVS-Spirale kann ein langer und doch erkenntnisreicher Prozeß sein. Die Einsicht in die Mechanismen, durch die das Syndrom ausgelöst wird, ist allerdings erst der Anfang. Bei der Überwindung der Folgen brauchen Sie vielleicht zusätzlich Hilfe. In Ihrer Umgebung gibt es bei Bedarf verschiedene Hilfsangebote, um ein gesundes Selbstwertgefühl wiederherzustellen; Familien-, Einzel- oder Gruppenberatungen werden von den verschiedensten Einrichtungen angeboten. Fragen Sie in Ihrer Bibliothek nach weiteren Informationen und schauen Sie in die vielen hervorragenden Ratgeber, die Sie in den Regalen finden.

Das Hyperventilationssyndrom in den Griff zu bekommen und loszuwerden bedeutet, daß Sie wieder die Zügel in die

Hand nehmen und alles unter Kontrolle haben, statt diese zu verlieren.

*Als ich darauf aufmerksam gemacht wurde, merkte ich, wie sehr es stimmte: Fast ständig sprach ich negativ über mich selbst. Darüber hinaus schien ich auch noch jedesmal zu seufzen, wenn ich etwas gesagt hatte, besonders am Telefon. Es war ganz zur Gewohnheit geworden.*

Rose, 41

# 8. Sich entspannen

*Beim bloßen Gedanken an meine Atmung wurde ich unruhig und fühlte mich nicht wohl. Als ich mich auf den Rücken legte, war ich unglaublich angespannt. Ich wurde gebeten, meine Arme hinter dem Kopf zu verschränken. Es war erstaunlich: Sofort konnte ich spüren, wie mein unterer Brustraum und das Zwerchfell richtig zu arbeiten begannen, ohne daß ich etwas tun mußte. Bald fühlte ich mich zutiefst entspannt. Ich fing sogar an zu lachen, so wohl fühlte ich mich. Das Lachen entstand nicht aus Nervosität, sondern aus einem herrlichen Gefühl des Loslassens heraus.*

Peter, 31

Wenn Sie seit Wochen, Monaten oder sogar Jahren gegen chronische Hyperventilation, seltsame Symptome, Furcht und Verkrampfungen zu kämpfen haben, wird es Ihnen äußerst schwer fallen, sich gehenzulassen und zu entspannen. Körperliche Anspannungen zu lösen hilft bei der Beseitigung geistiger Spannungen (jener nagenden Gedanken, die sich in Ihrem Kopf im Kreis drehen), aber dieser inneren Quasselbude kann ebenso schwierig beizukommen sein wie einer hyperaktiven Lunge.

Zu lernen, wie sich auf Entspannung umschalten läßt, wenn die wohlbekannten Symptome der Hyperventilation auftreten (und das werden sie in Streßzeiten), ist ein probates Mittel, die Symptome im Keim zu ersticken. Anfangs bereitet es Ihnen vielleicht Schwierigkeiten, daran zu glauben, daß Sie Spannungen lösen und sich die Zeit für Entspannungsübungen nehmen können. Doch tägliches Genießen der angenehmen Auswirkungen von Entspannung macht sich bezahlt. Es stärkt Ihre Reserven, die Sie brauchen, um mit dem normalen Alltagsstreß – sei er positiv oder negativ – umgehen zu können.

Denken Sie daran, daß alle Entspannungsübungen mit einer langsamen, gemäßigten Atmung durch die Nase beginnen. Daher ist es wichtig, Kapitel 6 gemeistert zu haben, bevor Sie weitergehen.

## Die Auswahl einer geeigneten Entspannungsmethode

Es stehen viele verschiedene Entspannungsmethoden zur Auswahl. Ihre Wahl wird davon abhängen, ob bei Ihnen eher eine mentale oder eine physische Verspannung besteht und wo Sie sich gerade aufhalten. Wenn Sie mit unterschiedlichen Methoden vertraut sind, können Sie sich besser an die jeweiligen Gegebenheiten anpassen. Eine Reihe von Anbietern führen Kurse zum Erlernen von Entspannungstechniken, oft im Rahmen von Seminaren und Lehrgängen zur Streßbewältigung.

## Ideale Entspannung für Hyperventilierer

Für Hyperventilierer ist die Entspannung in Bauchlage ideal. Diese Position ist besonders geeignet für Menschen, die Proble-

*Sich entspannen*

me mit der Rückenlage haben. Bäuchlings zu liegen vermittelt uns ein Gefühl der Sicherheit; die empfindliche Vorderseite des Körpers wird durch die Wirbelsäule geschützt. Die wesentlichen Elemente der Entspannung können so gut praktiziert werden. Dazu gehören:

- Bauchatmung
- das Vermeiden von Auswirkungen der Schwerkraft auf den Körper und von Haltungsfehlern
- vermehrte Aufmerksamkeit gegenüber verspannten Bereichen
- das Reduzieren der durch den Sympathikus bedingten Muskelanspannung (das heißt der Streßreaktionen des Körpers)

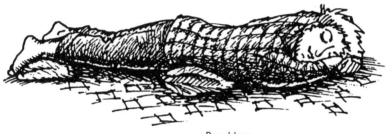

Bauchlage

**Vorbereitung**
Planen Sie feste Übungszeiten ein, anfangs mindestens zehn bis fünfzehn Minuten. Tragen Sie diese in Ihren Terminkalender oder Tagesplaner ein.

Suchen Sie sich einen ruhigen Ort für die Übung, und legen Sie den Telefonhörer neben den Apparat oder stellen Sie zumindest den Klingelton leiser. Erklären sie den Personen in Ihrem Umfeld, was Sie tun, und bitten Sie darum, nicht gestört zu werden. Selbst kleine Kinder können sich sehr kooperativ verhalten und sogar Spaß daran haben, sich an Zeitvorgaben zu halten.

**Die Technik**

Legen Sie sich mit dem Gesicht nach unten auf ein Bett, und unterlegen Sie Hüften und Knöchel mit einem Kissen, um das Zwerchfell zu entlasten und Ihren Rücken zu lockern. Falls Ihre Nackenpartie verspannt ist, schieben Sie sich ein weiches Kissen unter Ihren oberen Brustbereich.

Wenn es Ihnen möglich ist, dabei die Arme vorzustrecken und unter dem Gesicht zu verschränken, beugen Sie damit der Brustatmung vor, ganz wie bei der vornübergebeugten Ruheposition (siehe Seite 84). Wenn diese Lage für Ihren Schulterbereich unbequem ist, legen Sie die Arme seitlich an den Körper an.

*Vermeiden Sie es, in dieser Stellung einzuschlafen, wenn Sie unter Nackenverspannungen leiden.*

Sie können nun einige der mentalen Entspannungstechniken anwenden (siehe unten) oder beruhigende Musik hören. Konzentrieren Sie sich zuerst während drei, vier Atemzügen auf eine langsame und tiefe Atmung, denken Sie dann nicht weiter ans Atmen, sondern ... lassen einfach los.

Sich auf diese Art und Weise zu entspannen wirkt erstaunlich erfrischend.

## Progressive Muskelentspannung

Hierzu gehört das methodische Dehnen von Muskelbereichen über fünf bis sechs Sekunden, mit einer Entspannungsphase von zehn bis fünfzehn Sekunden. Dabei liegt die Konzentration auf dem Unterschied zwischen An- und Entspannung. Dies ist eine hervorragende Methode, um verspannte Bereiche präzise zu orten, zum Beispiel im Nacken und im Kopfbereich, in den Schultern, den Händen und im unteren Rücken. Die meisten Menschen, die diese Technik zum erstenmal anwenden, sind überrascht, unter welch großer körperlicher Belastung sie gestanden haben und wie gut es tut, locker zu lassen.

Anfangs wird die gesamte Übung zehn bis fünfzehn Minuten dauern. Wenn Sie jedoch regelmäßig üben, werden Sie feststellen, daß Sie immer weniger Zeit benötigen, um abzuschalten. Jetzt können Sie mit »Mini-Entspannungen« weiterfahren. Diese Technik ist einfach zu erlernen und kann im Sitzen angewendet werden, sei es bei der Arbeit, im Flugzeug, in Bus oder Bahn.

**Die Technik**

Legen Sie sich auf den Rücken, mit je einem Kissen unter dem Kopf und in den Kniekehlen, und decken Sie sich zu. Beginnen Sie mit zwei, drei leichten Bauch-Atemzügen, und denken Sie dann nicht weiter an Ihre Atmung.

Beginnen Sie mit dem linken Bein. Strecken Sie die Zehen hoch in Richtung Körper, drücken Sie das Knie gegen das Kissen, und spannen Sie die ganze Beinmuskulatur bis zur Hüfte an (Ihre Ferse wird sich vom Boden heben). Halten Sie diese Position fünf Sekunden lang, dann lassen Sie langsam locker und entspannen während zehn bis fünfzehn Sekunden. Verfahren Sie danach ebenso mit dem rechten Bein.

Machen Sie im gleichen Zeitrhythmus weiter, und strecken Sie die Finger der linken Hand lang aus. Langsam locker lassen ... entspannen. Wiederholen Sie dies mit der rechten Hand.

Drücken Sie Ihren linken Ellenbogen sanft auf die Unterlage. Langsam locker lassen ... entspannen. Wiederholen Sie das mit dem rechten Ellenbogen.

Lassen Sie Ihre Hände dem Körper entlang in Richtung der Füße gleiten, bis Sie die Dehnung in Schultern und Nacken spüren. Langsam loslassen ... entspannen.

Ziehen Sie das Kinn ein, und drücken Sie den Kopf leicht in das Kissen. Dabei dehnen sich die langen Muskeln in Ihrem Nackenbereich. Langsam locker lassen ... entspannen.

Schließen Sie locker Ober- und Unterkiefer. Bringen Sie dann bei geschlossenen Lippen die Zahnreihen etwas auseinander. Bewegen Sie den Unterkiefer leicht hin und her. Schlucken Sie einmal kräftig und ... entspannen Sie sich, wobei Ihre Zunge locker auf dem Mundboden liegen bleibt.

Ziehen Sie die Nase kraus. Loslassen ... entspannen.

Stellen Sie sich vor, Ihre Lider wären federleicht und ruhten sanft auf den Augen. Halten Sie die Augen weiterhin geschlossen, und ziehen Sie die Brauen so weit in die Höhe wie möglich. Lassen Sie langsam wieder los, und Sie spüren, wie sich Ihre Stirnpartie und die Kopfhaut gelockert und entspannt haben. Dieser Bereich ist häufig verspannt. Wiederholen Sie die Übung zwei-, dreimal.

Überprüfen Sie verspannte Körperpartien, und machen Sie die Sequenzen dort, wo sich die Muskeln weiterhin angespannt anfühlen, noch einmal. Anfangs müssen Sie den Wechsel zwi-

*Sich entspannen*

schen An- und Entspannung vielleicht bis zu zehnmal wiederholen, bis Sie eine Erleichterung bemerken.

Wenn Sie sich gelöst fühlen, ruhen Sie sich aus, und genießen Sie dieses Gefühl. Halten Sie unangenehme oder störende Gedanken fern, indem Sie sich auf neutrale Gedankenbilder konzentrieren und sich zum Beispiel einen Refrain oder eine Art Mantra aufsagen.

## Mentale Entspannungstechniken

Mentale Techniken zur Entspannung gibt es viele. Ich werde hier nur auf die einfachsten näher eingehen; erkundigen Sie sich in Ihrer örtlichen Bibliothek nach Büchern, Kassetten oder

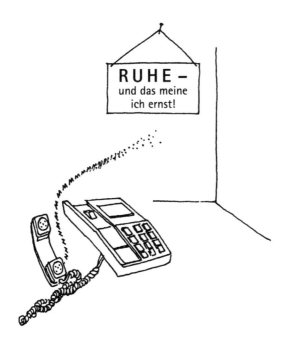

CDs. Machen Sie das Entspannen zu einem ebenso wichtigen Bestandteil Ihres Tagesablaufs wie das Zähneputzen.

**Passive mentale Entspannung**

Setzen Sie sich bequem, mit geschlossenen Augen hin; die Hände liegen auf den Oberschenkeln mit den Handflächen nach oben.

Beginnen Sie mit der Bauchatmung. Nach drei oder vier Atemzügen konzentrieren Sie sich nicht weiter auf Ihre Atmung oder Ihr Bemühen, sich zu entspannen, sondern akzeptieren einfach, was auch immer Ihnen durch den Kopf gehen mag. Verbessern Sie Ihre Konzentration, indem Sie sich im stillen ein kurzes Wort vorsagen (zum Beispiel das Wort »eins« bei jedem Ausatmen). Mit der geistigen Entspannung wird auch eine körperliche einhergehen.

**Transzendentale Meditation**

Die transzendentale Meditation (TM), die vor über dreißig Jahren im Westen bekannt wurde, ist noch immer eine populäre Methode zur Entspannung und Meditation. Bei dieser Art von passiver mentaler Entspannung ist jeweils ein Wort vorgegeben, das man für sich – zweimal täglich – still und rasch wiederholt, während man sich zwanzig Minuten lang auf eine körperliche und geistige Entspannung konzentriert. Nagende Gedanken werden durch das stille Wiederholen des gegebenen Wortes aus dem Bewußtsein verdrängt.

TM-Zentren gibt es in den meisten größeren Städten. Ein Kurs ist relativ teuer, doch für Menschen, die Schwierigkeiten haben, mit Entspannungsübungen anzufangen, kann die Unterstützung einer Gruppe sehr hilfreich sein.

## Selbsthypnose

Bei dieser Methode sitzen Sie, rundum bequem abgestützt, ungefähr drei Meter von einer Wand entfernt in einem Sessel und konzentrieren sich auf einen Punkt knapp oberhalb der Augenhöhe. Zählen Sie von hundert an rückwärts, und stellen Sie sich dabei vor, frei zu schweben. Wenn Ihre Lider schwer werden, lassen Sie sie zufallen, und wenn Sie sich angenehm locker und entspannt fühlen, hören Sie auf zu zählen. Dabei sind Sie trotz geschlossenen Augen hellwach und sich der Umgebung vollkommen bewußt. Sobald Sie zum Abschluß kommen wollen, zählen Sie drei Atemzüge, öffnen die Augen und kehren zur völligen Präsenz zurück.

## Kreative Visualisation

Bei der kreativen Visualisation malen Sie sich positive mentale Bilder aus; diese Methode hat sich als äußerst entspannend erwiesen. Indem Sie Ihre Sinne mit einbeziehen, wenn Sie sich Geschmäcke, Gerüche, Klänge und stoffliche Beschaffenheiten vorstellen, entsteht ein reiches Bild vor Ihrem geistigen Auge.

Unser Sprach- und Denkzentrum setzt sich aus ungefähr zwei Milliarden Gehirnzellen zusammen. Unser Unbewußtes besteht dagegen aus ungefähr einhundert Milliarden Zellen, wobei unser Gesichtssinn weitestgehend in diesem größeren Bereich angesiedelt ist. Bisher konnte nicht erklärt werden, warum es so ist, aber unser Gehirn unterscheidet nicht zwischen imaginierten und wirklichen Vorkommnissen. Bei dem Gedanken an eine schmerzvolle oder erschreckende Situation reagiert unser Körper so, als würde sich das Geschehnis tatsächlich ereignen, so wie im »Gedanken-Test« (siehe Seite 67/68).

Neuere Studien mit Menschen, die unter Rückenschmerzen leiden, zeigten, daß sich die Muskelspannung schon dann um das Zwei- bis Sechsfache erhöhte, wenn sich die Testperson nur in Gedanken mit ihren Schmerzen befaßte. Auch der Umkehrschluß ergibt Sinn: Die Entspannung mittels bildlicher Vorstellung ist ein wirksames natürliches Hilfsmittel.

Für die kreative Visualisation nehmen Sie am besten die gleiche Ausgangsposition ein wie bei andern Methoden: Setzen Sie sich, oder legen Sie sich auf Bauch oder Rücken. Rufen Sie sich in der Erinnerung zum Beispiel ein Picknick in Ihrer Kindheit am Meer vor Augen. Durchleben Sie in der Fantasie noch einmal, wie das Rauschen der Wellen klang, wie sich die Sonne auf Ihrer Haut, der Sand zwischen den Zehen anfühlte, wie die Orange duftete und süß auf der Zunge schmeckte.

### Andere Entspannungsmöglichkeiten

- Yogakurse sind eine hervorragende Möglichkeit, Gymnastik, Atmung und Entspannung zu kombinieren. Die meisten Lektionen enden mit einer zwanzigminütigen Ganzkörper-Entspannungsübung. Sich für einen Kurs einzuschreiben bringt vielbeschäftigte Menschen vielleicht dazu, ohne Schuldgefühle freie Zeit fest einzuplanen. Schauen Sie sich nach einem passenden Angebot um.
  *Verzichten Sie anfangs auf die fortgeschritteneren Atemübungen, und bleiben Sie bei der leichten, tiefen Bauchatmung. Erklären Sie dem Kursleiter nötigenfalls, weshalb.*
- Gönnen Sie sich regelmäßig Rücken- oder Ganzkörpermassagen durch einen erfahrenen Masseur. Dies ist eine ausge-

*Sich entspannen*

zeichnete Alternative zu den eher geistigen Entspannungsmethoden. Wer über lange Zeit unter Hyperventilation litt, hat häufig steife Brust- und Nackenwirbel mit angespannten und verknoteten Muskeln. Werden diese behutsam wieder gelockert, kann sich das anfühlen, als hätte man drei Entspannungssitzungen und eine erholsame Mütze Schlaf auf einmal hinter sich.

- Regelmäßiges vorsichtiges Dehnen verkrampfter Muskelgruppen empfiehlt sich sehr, ganz besonders, wenn Sie eine sitzende Tätigkeit ausüben.
- Sowohl Männer wie auch Frauen betonen den Wert einer Gesichtsbehandlung, bei der auch der Nacken und der obere Brustbereich massiert werden. Dies bietet zudem eine weitere Möglichkeit, neben den täglichen Aktivitäten etwas Zeit für sich einzuplanen.
- Auch eine Pause im Schaukelstuhl ist eine erstklassige Sofort-Entspannungsmaßnahme.

### Wie oft? Wie lange?

Es ist ausgesprochen wichtig, sich Zeit für sich selbst und zum Ausspannen zu nehmen, und regelmäßiges Training ist eine Grundvoraussetzung, um sich vom Hyperventilationssyndrom zu erholen. Idealerweise bauen Sie täglich zwei Übungssequenzen von zehn Minuten in Ihren Tagesablauf. Probieren Sie verschiedene Methoden zu unterschiedlichen Tageszeiten und Wochentagen aus.

Vielleicht nehmen Sie zunächst keinen unmittelbaren Nutzen wahr; oft sind es die Mitmenschen, die zuerst eine Veränderung bemerken. Wichtig ist, trotzdem nicht aufzugeben. Manche Hyperventilierer reagieren zu Beginn negativ auf das »Loslassen«, weshalb sie vor weiteren Übungen zurückschrecken. Es lohnt sich jedoch, es weiter zu probieren – versuchen Sie es mit einer anderen Methode.

Regelmäßiges Training verbessert Ihr Wahrnehmungsvermögen, und Sie erkennen Anspannungen, Belastungen und die Notwendigkeit, Schulter- und obere Brustmuskulatur zu entkrampfen, früher. Sobald Ihr Körper rasch und effektiv auf die Entspannungsmethoden reagiert, werden kleine, über den Tag verteilte »Mini-Entspannungen« – verkrampfte Regionen lokkern und den Atemrhythmus überprüfen – bereits ausreichen. Achten Sie im Laufe des Tages beim Gehen auch auf Ihre Schultern, Ellenbogen und Hände, damit diese locker und entspannt bleiben.

Ebenso, wie Sie die Auslösefaktoren ausmachen können, die Sie »auf Hyperventilation schalten« lassen, ist es möglich, »Entspannungsschalter« anzulegen, um das übermäßige Luftholen zu bekämpfen. Versuchen Sie, sich in Gedanken wiederholt vorzusprechen: »Lippen aufeinander, Kiefer entspannt, leicht und langsam atmen«, während Sie die Schultern hängen lassen und die Handflächen nach oben drehen. Halten Sie sich vor Augen, wieviel Energie Sie verschwenden, wenn Sie körperlich angespannt sind, und wie sehr eine ständige Anspannung Ihr Wohlbefinden beeinträchtigt.

Denken Sie daran – *Entspannung hilft lediglich, die Symptome von Streß zu beseitigen, nicht die Ursachen.* Es ist wichtig, daß Sie die Gelassenheit erlangen, »die Dinge hinzunehmen, die wir nicht ändern können, den Mut, die Dinge zu ändern, die wir ändern können, und die Weisheit, das eine vom andern zu unterscheiden« – um es in bekannten Worten auszudrücken. Schlechte Atmung kann eine Art Sucht sein, die sehr schwer zu bekämpfen ist.

*Ich muß zugeben, daß ich glaubte, so großes Gewicht auf »Entspannung« zu legen sei etwas lächerlich und übertrieben für mich. Als ich aber mehr über die Körperreaktionen darauf erfuhr und merkte, daß man willentlich »auf Entspannung schalten« kann, ohne stundenlang herumzuhängen und »Om« zu murmeln, war ich fasziniert. Kurze »Mini-Entspannungen« passen gut zu meinem erfüllten Leben (das ich sehr genieße) und bewahren mich vor Rückfällen in eine gehetzte Alltagsroutine.*

Barbara, 30

# 9. Sprechen

*Wann immer er im Tutorium gedachte, gleich das Wort zu ergreifen, geriet seine Atmung aus ihrem regelmäßigen Rhythmus und er wußte, daß daraus nichts werden würde, solange er sich nicht wieder unter Kontrolle hatte. Erst dann würden seine Worte im Gleichmaß herauskommen und ohne jene Hast, die ihn klingen ließ, als hätte er gerade einen Bergsprint hinter sich ...*

Aus Damien Wilkins, *The Miserables*

Die Koordination von Sprechen und Atmen ist für Hyperventilierer oft ein großes Problem. Dafür gibt es zwei Hauptgründe: Zum einen ist es schwieriger, die Atmung während des Sprechens zu kontrollieren, und zum anderen kann es gerade das Gespräch über Symptome und Ängste im Zusammenhang mit HVS sein, welches das Hyperventilieren auslöst.

**Kontrolliertes Atmen beim Sprechen**

Es ist wichtig, Vorstellungen und Gefühle im Gespräch auszudrücken. Hastige, hektische Brust-Atemzüge beim Reden rufen jedoch Hyperventilationssymptome hervor.

Eine etwas heisere Sprechweise, unterbrochen von Räuspern, Schniefen oder Gähnen, weist häufig auf Hyperventilation hin. Marilyn Monroes sexy, atemlos gehauchte Stimme kam vielleicht von einer übermäßigen Tätigkeit des oberen Brustraums, weil ihre eingeschnürte Taille eine normale Bauchatmung behinderte. Eine volle, selbstsicher klingende Stimme bedarf einer guten Atemkontrolle: Fragen Sie einen Gerichtsanwalt, Schauspieler oder Sänger.

Versuchen Sie es mit den folgenden Techniken, um die Kontrolle Ihrer Atmung beim Sprechen zu trainieren; falls Sie weiterhin Probleme damit haben, suchen Sie Rat bei einem Sprachtherapeuten oder Logopäden. Die Hinweise gelten übrigens ebenso für Menschen, die beim Essen Probleme mit einer geregelten Atmung haben.

- Achten Sie auf gelockerte Schultern und Bauchatmung durch die Nase, bevor Sie mit dem Sprechen beginnen.
- Atmen Sie beim Vortragen zwischen einzelnen Sätzen durch die Nase ein, anstatt hastig über den Mund nach Luft zu schnappen.
- Setzen Sie im Geist Gedankenstriche und Kommas in den Fluß Ihrer Rede.
- Üben Sie das Sprechen vor einem Spiegel. Buchstabieren Sie langsam das Alphabet. Überprüfen Sie dabei Brustkorb und Bauch, und korrigieren Sie nötigenfalls die Atembewegungen.
- Lesen Sie laut aus einem Buch vor, und nehmen Sie sich dabei auf Band auf. Wenn Sie dies alle paar Wochen wiederholen, wird es sehr interessant sein, die Fortschritte zu verfolgen.

*Sprechen*

- Beobachten Sie die Atemmuster anderer, wenn sie reden, und spitzen Sie die Ohren am Telefon. Versuchen Sie, andere von Atmungsstörungen Betroffene auszumachen.
- Achten Sie auf moderates Einatmen mit tiefer Bauchatmung.
- Gleichzeitiges Essen und Sprechen stellt so manchen vor Atemprobleme. Die besten Ratschläge zu richtigem Eßverhalten haben wir von unseren Eltern bekommen: Setz dich hin zum Essen! Schling nicht alles so hastig hinunter! Sprich nicht mit vollem Mund! Das erhöht die Gefahr von Verschlucken und Verdauungsbeschwerden. Nehmen Sie nur kleine Bissen, wenn Sie eine zugeschnürte Kehle haben und befürchten, sich zu verschlucken. Trinken Sie in kleinen Schlucken, um zu vermeiden, daß Sie Luft schlucken. Mit einem Strohhalm zu trinken bietet eine gute Möglichkeit, nippen und schlucken zu üben. Essen Sie nie zusammengesunken in einem niedrigen Sessel: Vermeiden Sie, daß Druck vom Magen Zwerchfellbewegungen einschränkt.

### Repression und Depression

Das Sprechen fällt häufig besonders schwer, wenn Sie Ängsten im Zusammenhang mit dem Hyperventilationssyndrom Ausdruck verleihen möchten. Probleme stillschweigend hinunterzuschlucken beeinträchtigt jedoch die Gesundheit. Furcht steigert geistige und körperliche Anspannungen sowie den Adrenalinausstoß. Dies wiederum läßt Herz- und Atemfrequenz in die Höhe schnellen und verstärkt damit die HVS-Symptome. Neuere wissenschaftliche Untersuchungen haben ergeben, daß das Nachdenken und Sprechen über Symptome die chemischen Abläufe in unserem Körper sowohl direkt wie auch indirekt beeinflussen kann.

Die indirekte physiologische Wirkung beruht auf dem Zusammenhang zwischen Streß und dem Ausbruch von Erschöpfung und Depression. Das Gefühl, die Kontrolle über gewisse Lebensbereiche zu verlieren (das manche bei chronischer Hyperventilation empfinden), ist bei einigen Arten von Depression von zentraler Bedeutung. Wenn Sie davor zurückschrecken, sich jemandem anzuvertrauen, kann ein Gefühl der Isolation aufkommen. Noch schlimmer wird es, wenn Sie sich anderen mitteilen und als Neurotiker abgestempelt werden.

Mangelndes Selbstvertrauen, sich auf gesellschaftlichem Parkett angemessen verhalten und Freundschaften pflegen zu können, oder das Gefühl, den Erwartungen von Familie, Freunden oder Arbeitskollegen nicht zu entsprechen, ist ein weitverbreitetes Anzeichen von tiefer Verunsicherung und ein mächtiger Auslöser von Depressionen.

### Kannst Du mich hören?

Die Kunst des Zuhörens muß genauso gepflegt werden wie die Redekunst: Ausdruck und Kommunikation sind wechselseitige Prozesse. Angehörige und Freunde sind wegen Ihrer Symptome vielleicht alarmiert, irritiert oder genervt. Anderen Menschen in aller Ruhe zuhören zu können ist genauso wichtig, wie jemanden zu finden, der Ihnen zuhört.

### Der Mut zur Veränderung

Die wissenschaftliche Medizin mit ihren hochtechnisierten operativen und pharmazeutischen Eingriffsmöglichkeiten hat die Heilkunst in den letzten dreißig Jahren revolutioniert. Anderer-

*Sprechen*

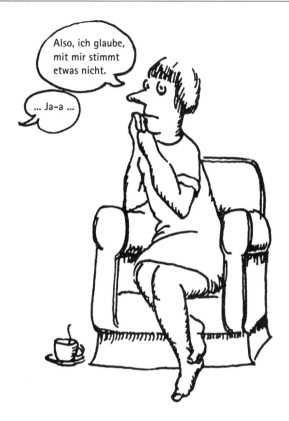

seits hat sie aber auch den unrealistischen Glauben an eine »magische Pille« als Allheilmittel provoziert und damit eine passive Einstellung gegenüber der eigenen Gesundheit gefördert. Die Überwindung von HVS erfordert jedoch ein aktives Engagement und großen persönlichen Einsatz. Dazu gehört die Fähigkeit, über die Krankheit zu reden und Auslösefaktoren zu erkennen, sowie die Bereitschaft, sich mit der Notwendigkeit auseinanderzusetzen, unabänderliche Tatsachen oder unabdingbare Veränderungen zu akzeptieren. Dies hilft bei der Streßreduktion entscheidend.

Für Menschen, denen es Schwierigkeiten bereitet, die Ursachen ihrer Ängste zu bestimmen, können Gespräche mit einem Psychologen, Psychiater oder Psychotherapeuten von enormem Nutzen sein, um die Genesung zu beschleunigen.

Eine resonante, selbstsicher wirkende Stimme bedingt tiefe Bauchatmung ohne übertriebenes Volumen, Entspannung und Aussprachen – lassen Sie negative Gefühle heraus. Suchen Sie jemandem, dem Sie sich anvertrauen können. Wählen Sie eine positive Ausdrucksweise. Beginnen Sie mit dem nächsten Atemzug, sich sprachlich aufzumuntern und von den HVS-Symptomen zu lösen.

*Meinen Kindern Geschichten vorzulesen bereitet mir nun das reinste Vergnügen. Früher war es ein Albtraum; ich las mit monotoner Stimme ohne Pause ein Stück, dann schnappte ich hastig nach Luft und versuchte, weiterzumachen. Bald begann ich jeweils, mich schwindlig zu fühlen. Die armen Kleinen – es kann für sie nicht sehr unterhaltsam gewesen sein. Jetzt, da ich richtig atme, haben wir alle viel mehr Spaß.*

Elsa, 29

## 10. Engagiert und aktiv sein

*Als ich anfing, wieder regelmäßig und mit Freude Sport zu treiben, bemerkte ich eine grundlegende Veränderung: Viele Dinge, die mir bislang an die Nerven gegangen waren, belasteten mich nicht weiter. Ich stellte fest, daß es gerade mein Bewegungsmangel gewesen war, der mir Streß bereitet hatte.*

Max, 48

Störungen im Atemrhythmus gehen oft mit schlechter körperlicher Fitneß einher. Das kann auf verschiedene Ursachen zurückzuführen sein:

- Befürchtungen, durch körperliche Anstrengung eine unkontrollierte Atmung auszulösen
- panische Angst, nicht genug Luft zu bekommen
- Folgen von Erschöpfung und Schlafmangel
- Furcht vor Ermüdung

Nahezu alle von HVS Betroffenen klagen über unzureichende Muskelkraft. Am weitesten verbreitet sind allgemeine Schlappheit und Antriebslosigkeit sowie periphere Kraftlosigkeit in einzelnen Gliedmaßen, wo die Muskulatur rasch ermüdet und schmerzt, weil sie wegen der niedrigen Kohlendioxydwerte übersäuert ist.

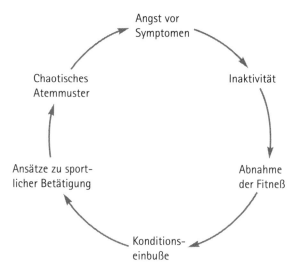

## Weshalb ist körperliche Fitneß wichtig?

Die Auswirkungen von mangelnder körperlicher Aktivität (unzureichende Durchblutung, Muskelschmerzen, Energiemangel und Kurzatmigkeit) führen nicht nur zu einem allgemeinen Gefühl der Schlappheit, sondern auch zu einem Verlust an Selbstvertrauen.

Fitneß kann beschrieben werden als »die Fähigkeit des Körpers, die alltäglichen Anforderungen des Alltags zu meistern, sowohl bei der Arbeit wie in der Freizeit«, und zwar »ohne Anstrengung und mit Reserven für den Notfall«. Die meisten Hyperventilierer müßten eingestehen, daß diese Maßgabe bei ihnen nicht im entferntesten zutrifft.

Jeder fühlt sich besser, wenn er über Kraftreserven verfügt. Fit zu sein hat verschiedene Vorzüge: Es führt zu einem verbesserten Selbstbild und einem Gefühl größerer Selbständigkeit

*Engagiert und aktiv sein*

und Unabhängigkeit. Regelmäßige körperliche Aktivität und das damit einhergehende Selbstvertrauen zu genießen, spielt bei der Genesung von HVS eine entscheidende Rolle.

Neuere Fitneßempfehlungen legen weniger Gewicht auf intensives (Konditions-)Training als auf ein Modell der »gesunden Bewegung«, welches aus *mäßiger* Intensität und *periodischer* körperlicher Aktivität besteht. Dies ist eine gute Nachricht für alle, die sich ausgesprochen wenig bewegen oder deren Arbeit stundenlanges Sitzen erfordert. Es bedeutet, daß sich körperliche Betätigung in einzelne kurze Phasen aufteilen läßt, zum Beispiel indem man am Morgen vor der Arbeit, während der Mittagspause oder zum Feierabend rasch einen flotten Spaziergang unternimmt.

Sobald die addierte Trainingszeit allmählich auf insgesamt dreißig Minuten am Tag, an sechs bis sieben Tage in der Woche, ansteigt, wird dies wesentliche gesundheitliche Vorteile haben. Für die meisten Menschen ist das ohne weiteres machbar.

## So geht es los

**Konsultieren Sie Ihren Arzt, bevor Sie ein neues Trainingsprogramm aufnehmen.**

Beginnen Sie mit leichten, mäßig anstrengenden Übungen, sich eine Grundkondition aufzubauen. Dazu gehören forsches Gehen, Fahren auf einem Trimmrad, das Trainieren gegen nicht allzu starke Widerstände in einem Fitneßcenter, Gymnastik sowie Schwimmen. Auch Gartenarbeiten, Laubharken, Rasenmähen, Spiele außer Haus mit den Kindern, Tanzen und Spaziergänge mit dem Hund dienen hervorragend zur »Körperertüchtigung«.

Ein abgestuftes Geh- oder Wanderprogramm ist ein sicherer, angenehmer und einfacher Weg zur Verbesserung der grundlegenden Fitneß. Es ist preiswert und interessant (man lernt seine Umgebung oder fremde Gegenden besser kennen), und es bedarf keiner besonderen Ausrüstung, abgesehen von bequemen Laufschuhen. Ein großer Vorteil besteht darin, daß durch die Nase geatmet werden kann.

Nehmen Sie einen Freund oder Partner mit, der mit Ihren Symptomen vertraut ist und zusammen mit Ihnen fit werden möchte. Wenn Sie nicht gerne draußen trainieren, mieten oder kaufen Sie sich ein Trimmrad und steigern die Übungszeiten, wie Sie es auch beim Gehen tun würden.

- Setzen Sie sich als Ziel eine Zeitdauer, die Sie (zu Fuß oder auf dem Rad) bewältigen möchten, nicht eine bestimmte Strecke. Nehmen Sie sich, je nach Symptomatik, eher zuwenig als zuviel vor. Drei Minuten genügen anfangs völlig.
- Steigern Sie sich von Tag zu Tag um eine Minute oder wie die Symptome es erlauben. Versuchen Sie, zwei bis drei Übungseinheiten einzuhalten, bis die Gesamtzeit dreißig Minuten beträgt. Hyperventilierer neigen dazu, zuviel erreichen zu wollen: Achten Sie auf eine *allmähliche* Steigerung. Dann können Sie sich entscheiden, ob Sie einmal am Tag eine halbe, zweimal eine Viertelstunde oder dreimal zehn Minuten Sport treiben möchten.
- Laufen oder wandern Sie anfangs auf ebener Strecke. Achten Sie auf gelockerte Schultern und Arme. Lassen Sie die Arme

gut mitschwingen, und gehen Sie in flottem Tempo. Wenn Sie sich nach einiger Zeit fitter fühlen und sich mehr zutrauen, suchen Sie auch hügliges Gelände auf. Es ist normal, außer Puste zu geraten, wenn es bergauf geht – der Körper braucht mehr Sauerstoff. Verkürzen Sie Ihre Schrittlänge, und gehen Sie langsamer. Legen Sie eine Pause ein, wenn Sie sich nicht wohl fühlen.

- Sobald Sie Atemlosigkeit verspüren oder Beklemmungen im Brustbereich, halten Sie sofort inne und nehmen eine Ruheposition ein (wie auf Seite 84 beschrieben). Überprüfen Sie Ihre Brust, und atmen Sie langsam durch die Nase ein, bevor Sie weitergehen.
- Rechnen Sie mit Rückschritten – an manchen Tagen werden Ihnen körperliche Aktivitäten schwerer fallen als an anderen. Mit der Zeit werden sich Ihre Leistungsfähigkeit und Ihre Zuversicht jedoch steigern.

Wenn Sie soweit sind, daß Sie dreißig Minuten zügigen Trainings praktisch ohne Symptome und Atemprobleme bewältigen können, haben Sie eine *Grundkondition* erreicht. Diese wird Ihnen erhalten bleiben, wenn Sie an sechs oder sieben Tagen pro Woche auf derselben Intensitätsstufe weitertrainieren.

Zu den Vorzügen des Gehens oder Wanderns gehören:

- eine gute Versorgung mit Sauerstoff
  (Steigerung der Leistung von Herz und Lunge)
- eine verbesserte Verdauung
- besserer Schlaf
- Entspannung

Nehmen Sie sich zur Abwechslung auch andere Aktivitäten vor:

- Steigen Sie Treppen, statt den Lift zu benutzen.
- Probieren Sie ein Minitrampolin aus, und hüpfen Sie zu Ihrer Lieblingsmelodie.
- Besonders empfehlenswert sind Kurse in Joga oder Tai Chi, da sie Körperübungen (vor allem der Beweglichkeit) mit Atmung und Entspannung kombinieren.
- Sportarten, bei denen man auf einen Ball eindreschen kann – wie Tennis, Badminton oder Squash –, eignen sich bestens für Menschen, die Ärger, Abneigungen oder Frust abreagieren wollen.
- Nehmen Sie Tanzstunden.
- Gehen Sie schwimmen oder zur Wassergymnastik. Vielleicht brauchen Sie dabei besondere Anleitung bei Ihrer Atmung. Fragen Sie den Kursleiter.

### Essen und Trainieren

Eine gute Ernährung spielt für die Fitneß eine große Rolle, und nicht wenige Fachleute bezeichnen schlechte Ernährungsgewohnheiten als eine Hauptquelle für Streß. Schlechte Ernährung und Mangel an körperlicher Bewegung gehen oft Hand in Hand und führen dazu, daß die Bedürfnisse des Körpers vernachlässigt werden. Dadurch erhöht sich die Anfälligkeit für Krankheiten und mangelndes Wohlbefinden drastisch.

Bei Übergewicht hilft das Training bei der Gewichtsabnahme. Unmittelbar nach einer körperlichen Anstrengung verspürt man in der Regel eher geringen Appetit. Wer also Gewicht verlieren und den Appetit zügeln möchte, kann dies mit Hilfe sportlicher Betätigung kurz vor Mahlzeiten versuchen.

Bei Untergewicht sollte möglichst auf ein schweres Ausdauertraining verzichtet werden. Achten Sie dafür mehr auf Übungen für die Beweglichkeit, die wenig Anstrengung verlangen, und trainieren Sie rechtzeitig vor dem Essen.

Mahlzeiten auszulassen und statt dessen auf »Powerriegel« oder ähnliches zurückzugreifen, um einem sinkenden Energiepegel zu begegnen, belastet nur ein bereits strapaziertes Nerven- und Stoffwechselsystem. Hyperventilierer neigen dazu, ihre Müdigkeit auf einen niedrigen Blutzuckerspiegel (Hypoglykämie) zurückzuführen. Doch Zucker hat noch nie ein wesentliche Rolle in unserer Ernährung gespielt. Das Hochgefühl nach dem Verzehr von Süßigkeiten hält nur kurz an. Die körpereigene Produktion des Hormons Insulin reguliert rasch den hohen Blutzuckergehalt und sorgt dafür, daß die normalen Werte wiederhergestellt werden, wodurch es zu einem Energieabfall kommt. Wird nun weitere zuckerhaltige Nahrung zugeführt, setzt sich dieser Kreislauf fort. Greifen Sie deshalb lieber zu proteinhaltigen Happen (Nüsse oder Käse), die den Blutzuckergehalt über einen längeren Zeitraum stabil halten. Aus demselben Grund empfiehlt sich eine eiweißreiche Ernährungsweise, wenn Sie zu Panikattacken neigen – machen Sie die Probe aufs Exempel.

Alkohol, eine weitere stark zuckerhaltige Nahrungsquelle, führt zu einer gesteigerten Herzfrequenz, was wiederum zu vermehrter Atemtätigkeit veranlaßt. Während ein Glas Bier oder Wein durchaus zur Entspannung geeignet ist, kann mehr davon zu Problemen führen.

## Rauchen

Rauchen ist eine weitere Angewohnheit, die das Leben eines von HVS Geplagten zusätzlich belastet. Es ist nicht schwer, sich die Reaktion vorzustellen, die tiefe Lungenzüge in einer Brustmuskulatur auslösen, die durch verkrampfte Atmung bereits übermäßig strapaziert wurde.

Versuchen Sie, zugleich mit dem Rauchen aufzuhören, wenn Sie an Ihrem Atmungsverhalten arbeiten. Suchen Sie Unterstützung in einer Gruppe, und schauen Sie, ob weitere Hyperventilierer darunter sind.

Zumeist ist es der Verzicht auf die Rituale des Rauchens, der besonders schwer fällt. Für viele ist der erste tiefe Zug nach dem Anzünden einer Zigarette ein solches Ritual. Denken Sie deshalb jedesmal, wenn es Sie nach einem tiefen Zug gelüstet, intensiv daran, wie sehr er Ihnen, Ihrer Atem- und Ihrer Herzfrequenz schadet. Fragen Sie sich auch, ob Sie vielleicht rauchen, um einen Grund zum Hyperventilieren zu haben. Insbesondere Raucher von Rauschgiften gehören zu dieser Gruppe.

Fragen Sie sich, zu welcher Art von Raucher Sie gehören:

- Wenn Sie rauchen, um sich zu entspannen, sollten Sie es statt dessen mit einer »Mini-Entspannung« versuchen.
- Wenn Sie rauchen, um munter zu werden, gehen Sie an die frische Luft oder machen Sie ein paar Dehnübungen.
- Wenn Sie des Rituals wegen rauchen und gern Zigaretten und Raucherutensilien in den Händen halten, so besorgen Sie sich einen Knetball, eine kurze Perlenkette oder etwas Ähnliches, damit Ihre Finger etwas zu werkeln haben.

Vergessen Sie nicht: Starkes Rauchen führt unweigerlich zu Problemen. Am besten ist es, ganz aufzuhören; es einzuschränken, bringt auch schon etwas.

## Wiedergefundene Aktivität

Regelmäßige körperliche Bewegung, die Spaß macht, unterstützt die Ausschüttung körpereigener Opiate, sogenannter »Glückshormone«, was zum allgemeinen Wohlbefinden beiträgt. Auch die Knochen werden gestärkt, was vor allem für Menschen wichtig ist, die steroidhaltige Medikamente einnehmen, oder für Frauen nach den Wechseljahren.

Bewegung und Freude an körperlicher Betätigung sind grundsätzliche menschliche Bedürfnisse. Sie haben auch einen wesentlichen Anteil an der Überwindung des Hyperventilationssyndroms.

*Die Kombination aus mangelnder Fitneß und der Angst vor Symptomen vergraulte mir jeden Gedanken an sportliche Betätigung. Ich bin früher gerne gelaufen, aber nach einigen beängstigenden Erfahrungen mit Kurzatmigkeit dachte ich, daß mit meinem Herzen etwas nicht in Ordnung sei. Doch da stimmte alles; was nicht stimmte, war meine Atmung. Der Herzspezialist, zu dem ich ging, registrierte meine unregelmäßige Atemweise und verschrieb mir Physiotherapie. Mit der Zeit habe ich meine Fitneß wiedererlangt und habe nun wieder Spaß am Joggen.*

Ted, 47

## 11. Ruhen und schlafen

**Schlaf,** der: *der Erholung des Organismus dienender Zustand der Ruhe, der Entspannung (bei Menschen u. Tieren), in dem die Augen gewöhnlich geschlossen, das Bewußtsein ausgeschaltet u. viele Körperfunktionen herabgesetzt sind.*

aus Duden, das große Wörterbuch der deutschen Sprache

Ruhe und erfrischender Schlaf sind für eine gute Gesundheit sehr wichtig: Ein tiefer Schlaf schenkt Befreiung von den Belastungen des Alltagslebens. Es gibt jedoch kaum Menschen, deren Schlafrhythmus nicht hin und wieder – beispielsweise aufgrund großer Freude oder tiefer Trauer – durcheinandergerät. Ein frischverliebtes Paar scheint vielleicht fast keine Nachtruhe zu brauchen und fühlt sich keine Spur schlechter deswegen. In Streß- oder Krankheitsphasen machen dagegen die meisten Leute die Erfahrung, daß ihr Körper nach mehr Schlaf verlangt.

Unruhiger Schlummer sowie lebhafte oder schlechte Träume sind weitverbreitete Symptome des Hyperventilationssyndroms. Ein Mangel an erholsamem Schlaf führt jedoch dazu, daß das bereits überstrapazierte Nervensystem noch weiter belastet wird. Ein Grund für die Schlaflosigkeit mag sein, daß sich der Betroffene wegen der Hyperventilationssymptome Sorgen macht. Doch wenn Alpträume jemanden mit klopfendem Herzen und Panikgefühlen aufwachen lassen, fürchtet er sich möglicherweise auch vor dem Schlafen an sich.

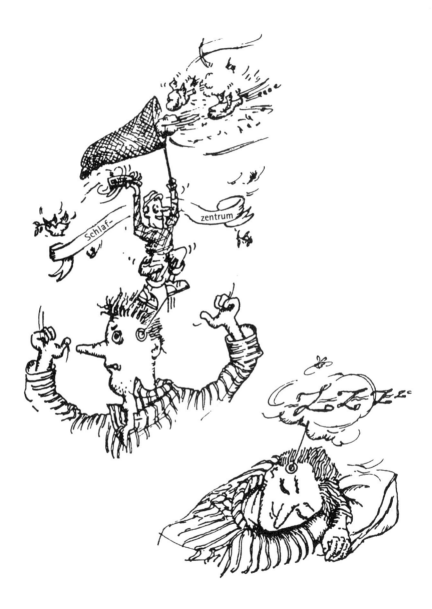

## Normaler Schlaf

Der Schlaf wird von einem Kontrollzentrum im Hirnstamm gesteuert. Dieses verarbeitet Informationen vom ganzen Körper – Gelenken, Muskeln, Organen – sowie von Hirnrinde und Großhirn, dem Sitz unseres Denkens und unserer Wahrnehmungen. Ein niedriger Stimulationspegel verursacht Schläfrigkeit, während eine große Anzahl von Impulsen zu Wachsamkeit führt. Für einen befriedigenden Schlaf ist daher ein ruhiger Geist ebenso wichtig wie ein ruhiger Körper.

Schlaf ist ein Ruhezustand, der sich aus verschiedenen, zyklisch wiederkehrenden Phasen zusammensetzt. Die erste wichtige Phase ist jene des ruhigen Schlafes, während der das Gehirn ebenfalls ruht. Dies dauert ungefähr eine Stunde. Danach folgt eine Phase mit raschen Augenbewegungen, der sogenannte REM-Schlaf (von engl. »rapid eye movement«), der rund zwanzig bis dreißig Minuten dauert. In dieser Phase träumt der Mensch, und das Gehirn ist aktiv.

Während des ruhigen (Tief-)Schlafs reduziert sich die Stoffwechseltätigkeit des Körpers, Blutdruck und Herzfrequenz sinken, und die Atmung ist regelmäßig und tief. In der REM-Phase ist die Herzfrequenz bis 5 % höher, Stoffwechsel sowie Blutdruck steigen leicht an, und die Augen schießen unter den geschlossenen Lidern hin und her – die Atmung wird unregelmäßig.

Die durchschnittliche Schlafmenge, die ein Erwachsener braucht, sind siebeneinhalb Stunden – fünf vollständige Schlafzyklen. Die individuellen Muster unterscheiden sich jedoch beträchtlich, je nach Alter, Gesundheitszustand und Persönlichkeit.

## Weshalb leiden Hyperventilierer an Schlafstörungen?

Menschen, die unter HVS leiden, reagieren schon auf geringe Schwankungen des Kohlendioxydgehalts im Blut empfindlich. Die unregelmäßige Atmung während des REM-Schlafs wirkt auf das Unbewußte ein, löst lebhafte oder schlimme Träume aus und führt zu schlechtem Schlaf. Ein weiterer Faktor ist das Atemzentrum im Gehirn, das sich an die tagsüber niedrigeren Kohlendioxydwerte gewöhnt hat. Nachts signalisiert es dem chronischen Hyperventilierer deshalb, die Atmung zu beschleunigen – obwohl dieser im Tiefschlaf vielleicht gerade in eine entspannte Bauchatmung fallen würde. So entsteht der Drang, nach Luft zu schnappen, und der Schläfer wacht, nach Atem ringend, auf. Der Streßpegel, der schon während des Tages hoch genug ist, steigt infolge der gestörten Nachtruhe und mangelnden nächtlichen Erholung weiter an.

Wird ein natürliches Atemmuster tagsüber wiederhergestellt, so kehrt auch ein natürlicher Schlafrhythmus zurück. Bei einigen geschieht dies sehr rasch, während andere viel Zeit und Geduld brauchen und sich mit dem Teufelskreis aus Wachsamkeit, Sorgen, Alpträumen und Schlaflosigkeit gründlich auseinandersetzen müssen, bis sie ihn durchbrechen können.

## Arzneimittel und Schlaf

Während einer beschränkten Zeitdauer Antidepressiva einzunehmen kann bei der Wiederherstellung eines normalen Schlafmusters sehr hilfreich sein. Sie vermögen gewisse Stoffe und Hormone zu ersetzen, die aufgrund von Streß und Schlafman-

*Ruhen und schlafen*

gel erschöpft sind. Einige der Mittel bewirken außerdem eine leichte Lockerung der Muskeln, wodurch sie somatische Spannungen und chronische Schmerzen reduzieren helfen. Da sie nicht zu einer körperlichen Abhängigkeit führen, sollten Sie diese Behandlungsmöglichkeit zumindest in Betracht ziehen, wenn sie Ihnen angeboten wird.

Schlafmittel sind für kurze, belastende Zeiten häufig ein Segen; über mehr als zwei Wochen ohne Unterbruch eingenommen, können sie jedoch nicht mehr gleich effektiv wirken und süchtig machen.

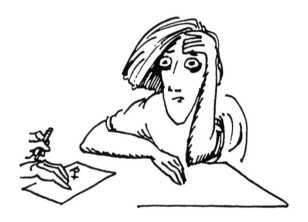

Wenn Sie abhängig von Schlafmitteln sind, werden die Informationen in diesem Kapitel für Sie zunächst von geringem Nutzen sein – der Arzneimittelentzug sollte allmählich und mit ärztlicher Unterstützung stattfinden. Halten Sie sich an die folgenden Tips für guten Schlaf, wenn Sie sich entschieden haben, erfolgreich von den Schlafmitteln loszukommen.

## Tips für guten Schlaf

Probieren Sie die folgenden einfachen Strategien aus, und lassen Sie sich genügend Zeit, ein gesundes Schlafmuster wiederherzustellen. Informieren Sie Ihre Familie und Freunde über Ihr Vorhaben – wenn Sie das Bett mit jemandem teilen, muß diese Person Bescheid wissen.

### Das Zubettgehen

- Setzen Sie für die Dauer des »Schlaftrainings« verbindliche Zeiten fest, zu denen Sie sich jeweils schlafen legen und morgens aufstehen. Gehen Sie nie früher zu Bett als zur festgesetzten Zeit, und stehen Sie auch nie später auf.
- Sorgen Sie dafür, daß Ihr Schlafzimmer eine störungsfreie Zone wird. Verbannen Sie Fernseher, Telefon, laute Uhren, Computer oder Radio.
- Kleine Veränderungen wie neue Bettwäsche oder eine andere Stellung des Bettes können den Anfang eines neuen Schlafverhaltens signalisieren und alte Assoziationen durchbrechen.
- Gedämpftes Licht schafft eine beruhigende Atmosphäre.
- Benutzen Sie das Bett nur zum Schlafen; vermeiden Sie es, darin zu lesen, zu nähen, zu essen, Briefe zu schreiben oder zu telefonieren.
- Außer dem Schlafen ist die einzige empfehlenswerte Tätigkeit im Bett ein aktives Liebesleben: Erfüllende Sexualität ist ein wunderbarer Auftakt zu einem entspannten Schlaf. Leider dauert die tiefe Entspannung, die auf einen Orgasmus folgt, nur vier bis fünf Minuten; wenn Sie also nicht innerhalb dieser Zeitspanne einschlafen, nützt das Ganze für Ih-

*Ruhen und schlafen*

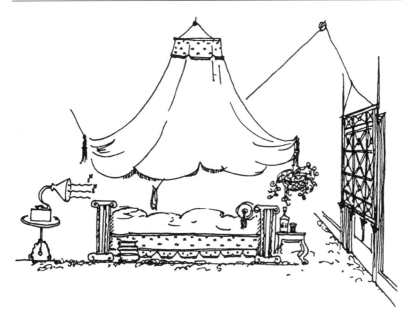

ren Schlaf nichts. Wenn Sie sich vor Sex fürchten, holen Sie sich am besten Rat bei einem Spezialisten.
- Vermeiden Sie reichhaltige, schwere und sehr spät eingenommene Mahlzeiten, ebenso wie chinesisches Essen am Abend (dies ist in der Regel reich an Mononatriumglutamat).
- Streichen Sie einen Monat lang Kaffee und starken Tee vom Speiseplan (versuchen Sie es mit koffeinfreiem Kaffee). Führen Sie die Getränke danach allmählich wieder ein, trinken Sie sie allerdings nie nach 16 Uhr. Wenn Sie ein starker Kaffeetrinker sind, müssen Sie mit Entzugserscheinungen wie Kopfschmerzen, Reizbarkeit und Zittrigkeit rechnen. Trinken Sie viel Wasser.
- Schauen oder hören Sie einen Monat lang keine Nachrichten; sehen Sie sich statt dessen etwas Lustiges oder Unter-

haltsames an. Vermeiden Sie drei bis vier Stunden vor dem Zubettgehen starke Reize, sowohl positive (gewisse Filme im Spätprogramm) als auch negative (Streitigkeiten).
- Sport hilft, den Streßpegel zu vermindern und schläfrig zu machen – betätigen Sie sich wenn möglich vier bis fünf Stunden vor der Schlafenszeit aktiv.
- Nehmen Sie ein warmes (kein heißes!) Bad oder eine warme Dusche, bevor Sie sich schlafen legen. Lavendelöl ist ein jahrhundertealtes Mittel, um Körper und Seele zu entspannen. Geben Sie einige Tropfen ins Badewasser oder auf eine Ecke Ihres Kissens.
- Machen Sie tagsüber keine Nickerchen. Müdigkeit am hellichten Tag ist oft auf Langeweile oder fehlende Beschäftigung zurückzuführen. Machen Sie statt eines Mittagsschlafs einen Spaziergang.
- Gönnen Sie sich als Schlummertrunk eine Tasse warme Milch. Milch enthält eine relativ große Menge an Tryptophan, einer natürlichen Aminosäure, die vom Körper in Seratonin umgewandelt wird. Dieser »Schlafnektar« hat einen großen Einfluß auf unsere Laune und einen gesunden Schlaf. (Tryptophan ist in allen eiweißhaltigen Nahrungsmitteln wie Milch, Käse, Fleisch und Geflügel enthalten.)
- Beruhigende Kräutertees, beispielsweise von der Kamille, sind eine gute Alternative für Menschen, die keine Milch mögen.
- Schreiben Sie sich eine Liste der Dinge, die Sie am folgenden Tag erledigen wollen. Dann brauchen Sie sich erst am nächsten Tag wieder damit zu beschäftigen. Sich ständig über die Zukunft oder die Vergangenheit Gedanken zu machen, vertreibt den Schlaf zuverlässig.

- Klären Sie Meinungsverschiedenheiten und Streitigkeiten, bevor Sie zu Bett gehen.

## Das Einschlafen

Die folgenden Abläufe, die auf einer Methode des amerikanischen Arztes Richard Bootzin basieren, haben sich als sehr wirksam erwiesen. Üblicherweise dauert es zwei bis sechs Wochen, bis eine Wirkung eintritt und man wieder ohne medikamentöse Hilfsmittel erfrischenden Schlaf findet. Die Methode läßt sich auch anwenden, wenn man nachts aufwacht.

- Wenn Sie im Bett liegen und bereit sind, einzuschlafen, legen Sie sich auf den Rücken, und atmen Sie langsam durch die Nase bis in den Bauch. Machen Sie Entspannungsübungen; überprüfen Sie verspannte Bereiche, und lockern Sie diese.
- Legen Sie sich bequem hin (normalerweise auf die Seite), und schauen Sie auf die Uhr.
- Wenn Sie nach fünfzehn Minuten noch immer wach sind, stehen Sie auf. Gehen Sie in ein anderes Zimmer, und tun Sie etwas (lesen Sie beispielsweise, schauen Sie sich einen lustigen Film an, oder hören Sie beruhigende Musik).
- Wenn Sie sich bettreif fühlen, legen Sie sich wieder ins Bett. Wenn Sie nach einer weiteren Viertelstunde noch immer nicht schlafen, wiederholen Sie das Ganze, bis Sie einschlafen.

---

Gewöhnen Sie sich an, »Bett« mit »Schlaf« zu verbinden. Wenn Sie nicht schlafen, sollten Sie auch nicht im Bett bleiben.

### Das Aufwachen

- Wenn der Wecker Sie aus tiefstem Schlaf reißt, finden Sie es vielleicht hart, aufzustehen. Denken Sie danach aber nicht, Sie seien »gerädert aufgestanden« – viele tun dies und lassen dieses Gefühl den ganzen Tag überschatten –, Sie sind schlicht und einfach in einer Phase des Tiefschlafs geweckt worden.
- Wenn der Wecker gegen Ende einer REM-Phase klingelt, wachen Sie munterer auf und erinnern sich an Sequenzen der Träume.
- Wenn Sie von Alpträumen und Hyperventilationssymptomen wach werden, setzen Sie sich auf und nehmen eine Ruheposition ein (siehe Seite 84). Konzentrieren Sie sich darauf, langsam durch die Nase und bis tief in den Bauch zu atmen. Wenn Sich Ihre Atem- und Ihre Herzfrequenz normalisiert haben, legen Sie sich wieder schlafen – in dem Wissen darum, daß Ihre übermäßige Atmung das Problem ausgelöst hat und Sie über Mittel verfügen, dagegen anzukämpfen.

Wer in der Erwartung zu Bett geht, nicht schlafen zu können, der wird tatsächlich häufig keinen Schlaf finden. Eine kontrollierte Atmung und Entspannungsübungen vermindern jedoch Anspannungen und Symptome, die auf Hyperventilation zurückgehen. Sie sind durchaus in der Lage, Ihr schlechtes Schlafmuster zu ändern und ein erholsames wiederherzustellen. Sollten Sie weiterhin Probleme haben, konsultieren Sie einen Schlafexperten.

Es war wirklich seltsam, als ich sechs Monate nach der HVS-Behandlung zu einer Kontrolluntersuchung mußte. Als wir die Symptome durchgingen, die ich in der ersten Sitzung notiert hatte, konnte ich kaum glauben, daß ich unter all dem gelitten haben sollte. Aber da stand es, schwarz auf weiß.
Jetzt geht es mir so viel besser. Mein Schlafmuster ist normal, ich leide nicht mehr unter unerklärlichen Symptomen und irrationalen Ängsten bezüglich meiner Gesundheit – ich denke gar nie mehr daran. Wenn man sich nicht wohl fühlt, kreisen die Gedanken scheinbar ständig um den Gesundheitszustand. Nun, da ich mich wieder gesund fühle – was ich sehr schätze! – mache ich mir seltsamerweise kaum mehr Gedanken darüber.

Trish, 36

# Anhang

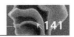

# Übungstagebuch

## Regelmäßiges Training

> Lassen Sie Ihre Symptome ärztlich untersuchen, bevor Sie das Atemtraining aufnehmen. Gehen Sie auch zum Arzt, wenn die Symptome Sie weiterhin beunruhigen.

Das Ausfüllen der folgenden Tabellen ermöglicht Ihnen, graphisch darzustellen, wie Ihr Streßpegel, Ihre Schlaf- und Ihre Atemmuster miteinander und mit Ihrer Person zusammenhängen.

Beginnen Sie mit den Tabellen »Symptomerkennung« und »Atembeschwerden auslösende Umstände«. Dies wird Ihnen vor Augen führen, in welchem Zustand Sie sich am ersten Tag, zu Beginn des Atemtrainings, befinden. Ergänzen Sie die Tabellen nach einer Woche, am ersten Tag von Woche 2, und ebenso am ersten Tag von Woche 3. Danach können Sie den Fortschritt von einer Woche zur nächsten vergleichen. Versuchen Sie, dazwischen nicht auf die Tabellen zu schauen.

Füllen Sie in den folgenden zwei Wochen täglich die übrigen Tabellen aus. Versuchen Sie, Muster auszumachen, damit Sie eine Vorstellung davon bekommen, worauf Sie künftig besonders achten müssen. Passen Sie Ihre Übungen dementsprechend an, um die Symptome zu beseitigen.

## Symptomerkennung

Im folgenden sind einige typische Hyperventilationssymptome aufgeführt.

Beginnen Sie, diese Tabelle auszufüllen, wenn Sie mit dem Atemtraining anfangen. Vielleicht leiden Sie lediglich unter einzelnen dieser Symptome, während andere Hyperventilierer fast alle aufweisen. Wenn ein Symptom bei Ihnen nicht auftritt, lassen Sie die betreffenden Felder einfach leer.

Vergleichen Sie den ersten Tag von Woche 1 mit dem ersten Tag von Woche 2 und schließlich mit dem ersten Tag von Woche 3.

Übungstagebuch

| Symptome | Woche 1 | Woche 2 | Woche 3 |
|---|---|---|---|
| Schmerzen in der Brustwand | | | |
| Körperliche Verspannung | | | |
| Müdigkeit | | | |
| Sehstörungen | | | |
| Schwindel | | | |
| Verdauungsbeschwerden | | | |
| Konzentrationsschwäche | | | |
| Raschere Atmung | | | |
| Beengtes Gefühl in der Brust | | | |
| Gefühl der Ruhelosigkeit, Überdrehtheit | | | |
| Kribbeln in den Fingern | | | |
| Seufzen/Gähnen | | | |
| Zugeschnürte Kehle | | | |
| Zusammengebissene Kiefer | | | |
| Kopfschmerzen | | | |
| Klamme/kalte Hände und Füße | | | |
| Unregelmäßiger/beschleunigter Herzschlag | | | |
| Andere | | | |
| | | | |
| | | | |
| | | | |
| | | | |

✓✓✓ – die Symptome halten den ganzen Tag an
✓✓ – die Symptome treten täglich eine Weile lang auf
✓ – die Symptome zeigen sich periodisch

## Atembeschwerden auslösende Umstände

In der nebenstehenden Tabelle finden Sie einige Situationen, die das Hyperventilationssyndrom auslösen können.

Gehen Sie wie bei der Symptomerkennungstabelle vor: Beginnen Sie wiederum am ersten Tag Ihres Atemtrainings, die Spalten auszufüllen, tragen Sie die Werte ebenfalls wöchentlich ein, und vergleichen Sie diese nach drei Wochen.

# Übungstagebuch

| Auslösefaktoren | Woche 1 | Woche 2 | Woche 3 |
|---|---|---|---|
| Autofahren | | | |
| Hausarbeit | | | |
| Telefongespräche | | | |
| Hohe Feuchtigkeit | | | |
| Zärtlichkeiten/Sex | | | |
| Fernsehen/Kinobesuche | | | |
| Gespräche | | | |
| Sitzungen/Besprechungen | | | |
| Warteschlangen/Menschenmengen | | | |
| Sportliche Betätigungen | | | |
| Andere | | | |
| | | | |
| | | | |
| | | | |
| | | | |
| | | | |
| | | | |
| | | | |
| | | | |
| | | | |
| | | | |

✓✓✓ – löst die Symptome immer aus  
✓✓ – löst die Symptome häufig aus  
✓ – löst die Symptome manchmal aus

## Streß- und Belastungspegel

|    | Tag 1 | | | Tag 2 | | | Tag 3 | | | Tag 4 | | | Tag 5 | | | Tag 6 | | | Tag 7 | | |
|----|----|----|---|----|----|---|----|----|---|----|----|---|----|----|---|----|----|---|----|----|---|
|    | VM | NM | A | VM | NM | A | VM | NM | A | VM | NM | A | VM | NM | A | VM | NM | A | VM | NM | A |
| 10 |    |    |   |    |    |   |    |    |   |    |    |   |    |    |   |    |    |   |    |    |   |
| 9  |    |    |   |    |    |   |    |    |   |    |    |   |    |    |   |    |    |   |    |    |   |
| 8  |    |    |   |    |    |   |    |    |   |    |    |   |    |    |   |    |    |   |    |    |   |
| 7  |    |    |   |    |    |   |    |    |   |    |    |   |    |    |   |    |    |   |    |    |   |
| 6  |    |    |   |    |    |   |    |    |   |    |    |   |    |    |   |    |    |   |    |    |   |
| 5  |    |    |   |    |    |   |    |    |   |    |    |   |    |    |   |    |    |   |    |    |   |
| 4  |    |    |   |    |    |   |    |    |   |    |    |   |    |    |   |    |    |   |    |    |   |
| 3  |    |    |   |    |    |   |    |    |   |    |    |   |    |    |   |    |    |   |    |    |   |
| 2  |    |    |   |    |    |   |    |    |   |    |    |   |    |    |   |    |    |   |    |    |   |
| 1  |    |    |   |    |    |   |    |    |   |    |    |   |    |    |   |    |    |   |    |    |   |

Bewerten Sie jeden Morgen, Nachmittag und Abend Ihren Streßpegel, indem Sie einen Punkt in das entsprechende Feld setzen. Verbinden Sie nach zwei Wochen die Punkte mit einer Linie.

Vergleichen Sie diese Tabelle mit jenen auf der folgenden Seite. Können Sie einen Zusammenhang erkennen?

## Übungstagebuch

| | Tag 8 | | | Tag 9 | | | Tag 10 | | | Tag 11 | | | Tag 12 | | | Tag 13 | | | Tag 14 | | |
|---|---|---|---|---|---|---|---|---|---|---|---|---|---|---|---|---|---|---|---|---|---|
| | VM | NM | A | VM | NM | A | VM | NM | A | VM | NM | A | VM | NM | A | VM | NM | A | VM | NM | A |
| 10 | | | | | | | | | | | | | | | | | | | | | |
| 9 | | | | | | | | | | | | | | | | | | | | | |
| 8 | | | | | | | | | | | | | | | | | | | | | |
| 7 | | | | | | | | | | | | | | | | | | | | | |
| 6 | | | | | | | | | | | | | | | | | | | | | |
| 5 | | | | | | | | | | | | | | | | | | | | | |
| 4 | | | | | | | | | | | | | | | | | | | | | |
| 3 | | | | | | | | | | | | | | | | | | | | | |
| 2 | | | | | | | | | | | | | | | | | | | | | |
| 1 | | | | | | | | | | | | | | | | | | | | | |

1 = ruhig  
10 = äußerst gestreßt  

VM = Vormittag  
NM = Nachmittag  
A = Abend

## Symptome: Atembeschwerden, Seufzen, Schnappen nach Luft

| Tag | 1 | 2 | 3 | 4 | 5 | 6 | 7 | 8 | 9 | 10 | 11 | 12 | 13 | 14 |
|---|---|---|---|---|---|---|---|---|---|---|---|---|---|---|
| Vormittag | | | | | | | | | | | | | | |
| Nachmittag | | | | | | | | | | | | | | |
| Abend | | | | | | | | | | | | | | |
| Nacht | | | | | | | | | | | | | | |

✓ – Ja, die HVS-Symptome sind aufgetreten
○ – Nein, es sind keine HVS-Symptome aufgetreten

## Mahlzeiten

| Tag | 1 | 2 | 3 | 4 | 5 | 6 | 7 | 8 | 9 | 10 | 11 | 12 | 13 | 14 |
|---|---|---|---|---|---|---|---|---|---|---|---|---|---|---|
| Frühstück | | | | | | | | | | | | | | |
| Mittagessen | | | | | | | | | | | | | | |
| Abendessen | | | | | | | | | | | | | | |

✓ – in Ruhe genossen
♥ – unterwegs hinuntergeschlungen
○ – ausgelassen
✗ – Magen war verstimmt

## Schlaf

| Tag | 1 | 2 | 3 | 4 | 5 | 6 | 7 | 8 | 9 | 10 | 11 | 12 | 13 | 14 |
|---|---|---|---|---|---|---|---|---|---|---|---|---|---|---|
| Anz. Stunden | | | | | | | | | | | | | | |
| Unterbrüche | | | | | | | | | | | | | | |
| Aufwachen | | | | | | | | | | | | | | |

✓ – erfrischt aufgewacht
○ – müde aufgewacht

## Atemtraining/Entspannung

Legen Sie sich, bevor Sie aufstehen, auf den Rücken, und praktizieren Sie einige Minuten lang lockere Bauchatmung durch die Nase, um Ihren Atemrhythmus für den ganzen Tag festzusetzen.

Atmen Sie abends ebenfalls langsam durch die Nase tief in den Bauch, während Sie zum Einschlafen auf der Seite liegen.

Planen Sie in den nächsten zwei Wochen morgens und nachmittags oder abends jeweils zehn Minuten Zeit ein, um sich hinzulegen und entspannt durch die Nase zu atmen. Dies sollte auf Ihrer Prioritätenliste ganz oben stehen.

| Tag | 1 | 2 | 3 | 4 | 5 | 6 | 7 | 8 | 9 | 10 | 11 | 12 | 13 | 14 |
|---|---|---|---|---|---|---|---|---|---|---|---|---|---|---|
| Aufwachen | | | | | | | | | | | | | | |
| Morgen | | | | | | | | | | | | | | |
| Nachmittag | | | | | | | | | | | | | | |
| Abend | | | | | | | | | | | | | | |

Seien Sie ehrlich!
✓ – Ja, ich habe mir Zeit genommen
○ – Nein, ich habe es vergessen / ich hatte keine Zeit

# Schlußwort

Atemstörungen sind auch im neuen Jahrtausend weit verbreitet. Definition und Diagnose sind oft strittig und werden international kontrovers diskutiert. Viele Betroffene sprechen jedoch gut auf eine Physiotherapie an, die das Augenmerk auf Atemtraining, Entspannung, richtige Haltung und Unterstützung von körperlichen Aktivitäten richtet. Die Vorteile, die ausgeglichene Blutgaswerte mit sich bringen, sind Grund genug, einem Trainingsprogramm für richtige Atmung zu folgen.

Wer über das Hyperventilationssyndrom Bescheid weiß und die Zusammenhänge und Mechanismen der Krankheit versteht, hat bereits den ersten Schritt zur Heilung getan. Der nächste Schritt besteht darin, die nötigen Veränderungen anzugehen.

Gehen Sie das Übungstagebuch mehrmals durch, wenn Sie feststellen, daß Ihre Symptome sich in Streßphasen oder Zeiten angeschlagener Gesundheit wieder bemerkbar machen. Lesen Sie auch die Erfahrungsberichte anderer noch einmal, und denken Sie daran – Sie sind mit Ihrem Problem nicht allein.

Es dauert mitunter lange, bis eine normale Zwerchfellatmung wiederhergestellt ist. Seien Sie nicht allzu streng mit sich selbst, wenn Sie einmal einen Rückfall erleiden.

Nehmen Sie sich die Zeit für eine Pause. Nehmen Sie das Atemtraining ernst. Nehmen Sie als nächstes einen ruhigen, tiefen Atemzug »aus dem Bauch heraus«.

# Dank

Mein besonderer Dank gilt Tandem Press für die fortwährende Unterstützung dieses Buches, insbesondere Penny Hansen für ihre Hilfe und Ratschläge als Lektorin. Von meinen Kollegen in der Physiotherapie möchte ich vor allem Tania Clifton, Jan Morris und Pam Young ganz besonders herzlich für ihre Unterstützung und Hilfe danken.

Vielen Dank an die Ärzte, die nunmehr auch Atmungsstörungen in ihr diagnostisches Repertoire aufgenommen haben. Hier gilt mein besonderer Dank Dr. Jim Bartley, der die Ausführungen über Nase und Nasenatmung in dieser Ausgabe überprüft hat. Dank auch an Kerry Hopcroft und an Mac Grant für ihre maßgebliche Arbeit bei der Einrichtung einer Selbshilfegruppe für HVS-Betroffene, die geleitet wird durch den Asthmatiker-Verband von Auckland.

Sally Hollis-McLeod danke ich ganz besonders für ihre gelungenen Zeichnungen. Victoria University Press bin ich sehr verbunden für die Erlaubnis, einen Auszug aus *The Miserables* von Damien Wilkins übernehmen zu dürfen.

Schließlich gilt mein herzlicher Dank den Hunderten von Patienten im Alter zwischen sechs und 86 Jahren, von jeglicher Herkunft und Glaubensrichtung, die mich bei der Erarbeitung der Methode »Besser atmen – der Weg« unterstützt haben.

*Dinah Bradley*

# Literaturangaben

Anderson, Bob/Pearl, Bill/Burke, Edmund R.: *Die Fitness-Pyramide.* Oesch, Zürich 1997.
Bradley, Dinah/Clifton-Smith, Tania: *Breathing Works for Asthma.* Kyle Cathie, London 2003.
Chaitow, Leon/Bradley, Dinah/Gilbert, Christopher: *Multidisciplinary Approaches to Breathing Pattern Disorders.* Churchill Livingstone 2002.
Farhi, Donna: *The Breathing Book.* Simon & Schuster, New York 1997.
Geisler, Linus: *Leben mit Asthma, Bronchitis, Emphysem.* Jopp/Oesch, Zürich, 7. Aufl. 2001.
Hannemann, Peter: *Schlafapnoe-Syndrom und Schnarchen.* Jopp/Oesch, Zürich, 2. Aufl. 2002.
Hoekstra, Elly/Van der Neer, Doke: *Ismakogie. Anmut, Schönheit, Vitalität, Entspannung – die spielerische Bewegungslehre für den Alltag.* Oesch, Zürich 2004.
Hough, Alexandra: *Physiotherapy in Respiratory Care.* Chapman & Hall, London 1992.
Jeffers, Susan: *Selbstvertrauen gewinnen. Die Angst vor der Angst verlieren.* Kösel, München, 5. Aufl. 1997.
Jones, Steven/Hayward, Peter/Lam, Dominic: *Aus den Fugen. Zwischen den Extremen – leben mit Bipolarität und manischer Depression.* Oesch, Zürich 2004.
Leibold, Gerhard: *Schlafstörungen. Ursachen, Vorbeugung, ganzheitliche Therapie.* Jopp/Oesch, Zürich 2001.
Luban-Plozza, Boris/Amann-Jennson, Günther W.: *Schlaf dich ge-*

*sund! Neue Wege der Entspannung und Streßbewältigung. Der Schlaf – Quelle der Gesundheit, Vitalität, Daseinsfreude und des Lebenserfolgs.* Oesch, Zürich, 10. Aufl. 2003.

Mitchell, Laura: *Simple Relaxation.* John Murray, London 1990.

Oesch, Emil: *Die Kunst, Zeit zu haben. Ratschläge für den Umgang mit dem kostbarsten Gut.* Oesch, Zürich, 40. Aufl. 2004.

Timmons, Beverly H./Ley, Ronald (Hrsg.): *Behavioral and Psychological Approaches to Breathing Disorders.* Kluwer Academic Publishers, 1994.

Trickett, Shirley: *Endlich wieder angstfrei leben. Selbsthilferatgeber gegen Angst, Depressionen und Panikattacken.* Oesch, Zürich, 6. Aufl. 2003.

Weber, Anders: *Autogenes Training – eine Lebenshilfe. Seine Geheimnisse verstehen und im täglichen Leben entspannt anwenden.* Oesch, Zürich, 2. Aufl. 2002.

West, John B.: *Respiratory Physiology: The Essentials.* Lippincott Williams & Wilkins, Baltimore 1999.

Wikström, Owe: *Vom Unsinn, mit der Harley durch den Louvre zu kurven. Lob der Langsamkeit.* kontra●punkt, Zürich 2003.

Wilkins, Damien: *The Miserables.* Victoria University Press, Wellington 1993.

## Bücher für positive Lebensgestaltung

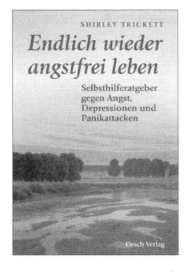

Shirley Trickett

**Endlich wieder angstfrei leben**

Selbsthilferatgeber gegen Angst, Depressionen und Panikattacken

6. Auflage
182 Seiten, gebunden,
ISBN 3-0350-0020-4

Angst und Depression können in so schwerwiegender Form auftreten, daß sie ein normales Leben unmöglich machen. Trickett weiß, wie wir uns mit einfachsten Mitteln selbst zu helfen lernen. Gleichzeitig weist sie aber auch darauf hin, wann wir ärztliche Hilfe benötigen, beschreibt offen Wirkung und Nebenwirkungen von Medikamenten – und zeigt Alternativen auf, welche die Naturmedizin bietet.

### Oesch Verlag

Jungholzstraße 28, CH-8050 Zürich
Telefax 0041-1/305 70 66
E-Mail: info@oeschverlag.ch
www.oeschverlag.ch

Bitte verlangen Sie unser aktuelles Verlagsprogramm direkt beim Verlag

Alle Bücher von Oesch erhalten Sie in Ihrer Buchhandlung

## Bücher für positive Lebensgestaltung

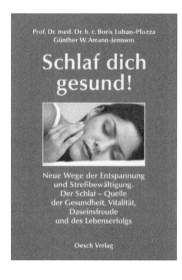

Boris Luban-Plozza
Günther W. Amann-Jennson

**Schlaf dich gesund!**

Neue Wege der Entspannung
und Streßbewältigung
Der Schlaf – Quelle der
Gesundheit, Vitalität,
Daseinsfreude und des
Lebenserfolgs

159 Seiten, gebunden,
mit Schuzumschlag,
ISBN 3-03 50-3009-X

Dieser Ratgeber, in völlig überarbeiteter und ergänzter Neuausgabe, enthält wertvolle Informationen, erläutert Zusammenhänge zwischen Streß und Schlaf und führt so zu neuen Lösungswegen. Trotz aller wissenschaftlicher Gründlichkeit ist *Schlaf dich gesund!* verständlich, leicht faß- und anwendbar geschrieben. Es läßt uns die Störfaktoren in unserem eigenen Leben erkennen und weist den Weg zu praktikablen Lösungen.

### Oesch Verlag
Jungholzstraße 28, CH-8050 Zürich
Telefax 0041-1/305 70 66
E-Mail: info@oeschverlag.ch
www.oeschverlag.ch
Bitte verlangen Sie unser aktuelles Verlagsprogramm
direkt beim Verlag
Alle Bücher von Oesch erhalten Sie in Ihrer Buchhandlung

## Bücher für positive Lebensgestaltung

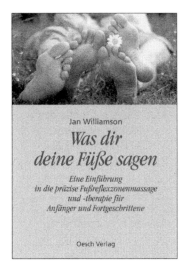

Jan Williamson
**Was dir deine Füße sagen**

Eine Einführung in die präzise Fußreflexzonenmassage und -therapie für Anfänger und Fortgeschrittene

144 Seiten, gebunden,
ISBN 3-03 50-3000-6

Die Reflexzonenmassage ist ein Geschenk des Orients: als Mittel, Gesundheit auf natürliche Weise zu fördern und zu erhalten, findet sie auch bei uns eine immer größere Verbreitung. Jan Williamson, seit Jahren auf dieses Gebiet spezialisiert, führt uns in die Kunst dieser Massage ein und erläutert den Ursprung, Anwendungsbereiche und besondere Techniken der präzisen Fußreflexzonentherapie.

**Oesch Verlag**
Jungholzstraße 28, CH-8050 Zürich
Telefax 0041-1/305 70 66
E-Mail: info@oeschverlag.ch
www.oeschverlag.ch

Bitte verlangen Sie unser aktuelles Verlagsprogramm direkt beim Verlag
Alle Bücher von Oesch erhalten Sie in Ihrer Buchhandlung

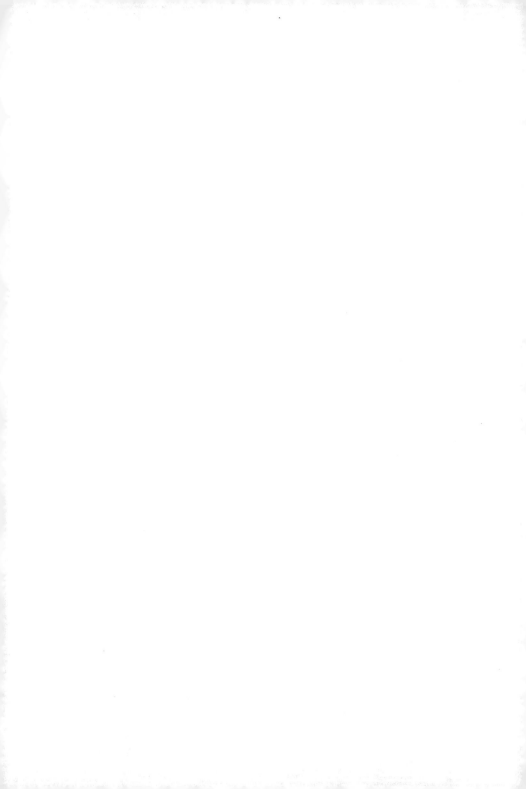